股関節 僕に任せて！

股関節についてもっと詳しく知りたいと願う方々へ

増原 建作（増原クリニック院長）

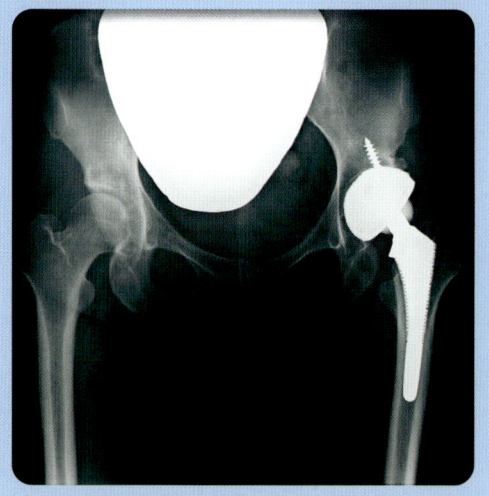
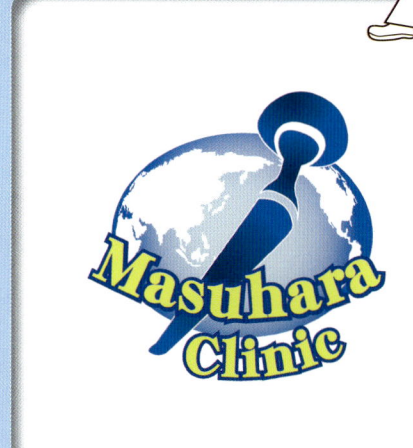
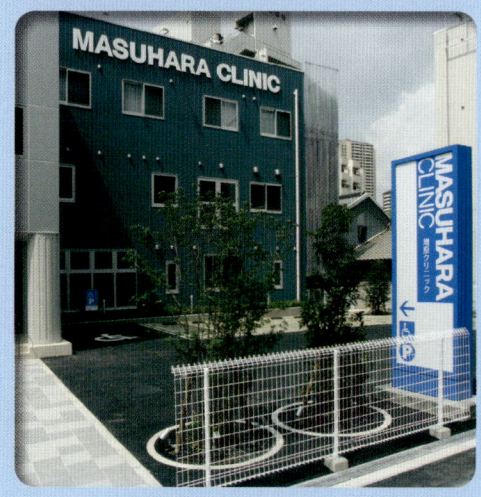
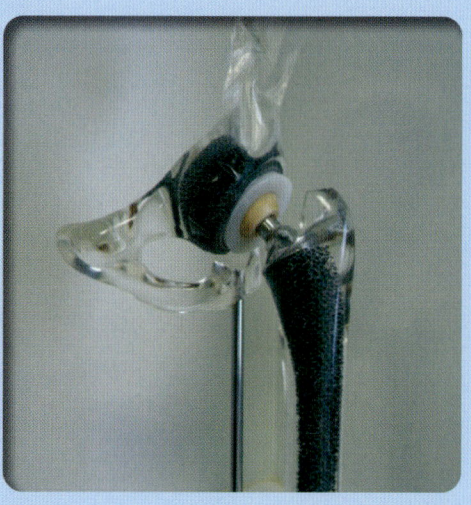

三輪書店

序文

　股関節外科を専攻して四半世紀を過ぎ、一般の方々にわかりやすく股関節について語りたいと思い本書を執筆しました。

　これまでに医師や看護師を対象にした書物はいくつか作成しましたが、医学的な予備知識の少ない、一般の方々に興味深く読んでいただけるものを出版したことはありませんでした。けれども股関節の病気に対する皆様の認識が高まり、「患者である私たちにわかりやすく説明してくれる増原医師に、ぜひとも一般向けの書物を書いてほしいです！」というご要望が増えてまいりました。

　そこで大阪大学医学部附属病院、旧大阪厚生年金病院（現在の大阪病院）、そして現在の増原クリニックにおいて数多くの股関節患者さんと向き合ってきた経験を踏まえて、少しでも皆様の股関節あるいは股関節疾患に対するご理解を深めていただけるような書物を作成しようと決意したのであります。

　本書は私が股関節の病気に悩む多くの方々と保存療法（薬やリハビリなどです）や手術療法を通じて向き合い、学ばせていただいた内容をたっぷりと盛り込んで作り上げたものです。

　できるだけ平易な表現に徹したつもりですが、それでも理解が困難な場合にはご遠慮なく増原クリニックまでメール、お手紙などでお問い合わせください。

　本書は**2部構成**になっております。まず多くの方々に興味深く読んでいただけるように第Ⅰ章「**初級編**」として「**股関節 Q&A 基本的な質問・手術に関する質問**」を掲載しました。

　股関節の調子が悪い方々から頻繁に尋ねられる代表的な質問を選び、これに回答する形式にしてあります。

　Q&Aだけではどうしても十分に理解できない箇所もあると思います。「もっと詳しく知りたい」「自分はどの病気のどの状態に当てはまるのだろう？」な

どの疑問をもたれる方々にはぜひ、次の第Ⅱ章「**上級編**」としての「**股関節の基礎知識・股関節の代表的な疾患**」を読んでいただきたいと思います。

　医療関係の方々にも十分に満足していただける内容にしたつもりですが、やはり一般の方々の股関節・股関節疾患への理解が深まれば、筆者としてこれ以上の喜びはございません。

　本書が皆様のご好評を得るようでしたら、近い将来『**保存療法および手術療法（人工股関節置換手術）**』と題してリハビリのコツや人工股関節手術の詳細についてもぜひ、執筆してみたいと思います。

　　2014年7月吉日

　　　　　　　　　　　　　　　　　　増原クリニック　院長　　増原建作

目次 CONTENTS

- ■ 序　文 ··· iii
- ■ はじめに ··· 1

第Ⅰ章　初級編
- 1 股関節Q&A　基本的な質問 ····················· 10
- 2 股関節Q&A　手術に関する質問 ················ 22

第Ⅱ章　上級編
- 1 股関節の基礎知識 ··························· 56
- 2 股関節の代表的な疾患 ······················· 68

- ■ あとがき ·· 85
- ■ 索　引 ·· 87

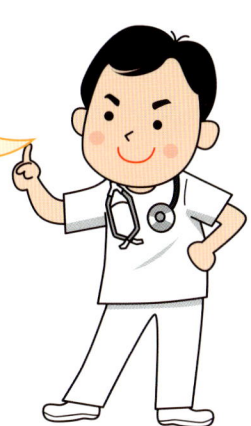

本文中のレントゲン写真の矢印の色は以下を示します
白矢印（⇨）：注目してほしい箇所
黄矢印（→）：矯正された箇所
赤矢印（→）：不具合を生じている箇所

はじめに

　現在の日本は、世界を代表する高齢社会に入っています。男女ともに平均寿命は80歳を超え、ほぼ毎年女性は世界第1位にランクされるほどの長寿国になりました。

　高齢化が進むにつれて股関節を傷める方々は飛躍的に増えて、わが国でも毎年10万件以上にも及ぶ**人工股関節手術**が行われる時代に突入しています（**図1**）。1985年当時（約30年前）は年間約1万件でしたから、なんと10倍以上ですし、2000年当時の6万件弱と比較してもほぼ倍増しています！　この傾向はこれからも続くことが予想されます。

　例えば高齢者の方の転倒では**股関節に骨折**を生じてしまうことが多く、人工股関節置換術などの適切な治療を怠ると寝たきりになってしまう例、さらに不

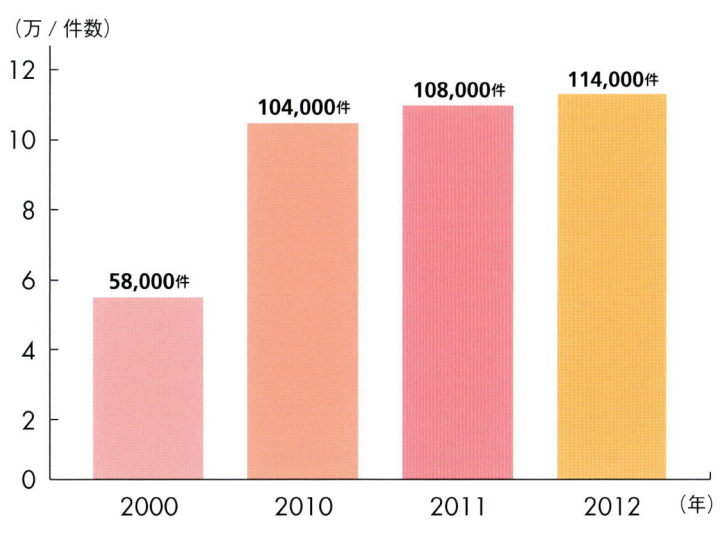

図1　人工関節手術件数（概算）

幸な場合にはお亡くなりになる例も数多く報告されています。**股関節を健全な状態に保つ**ことは、元気に生活していくためには不可欠な要素なのです。また、戦時中や戦後間もない時期とは異なり、栄養状態が改善されたことにも後押しされて体格が増大し、高度の**肥満**の方々も増えてきました。これに伴い、年齢とともに股関節が過剰な体重に耐えかねて潰れ始める**欧米型の股関節疾患**も増加しています。

　最近では股関節に関する一般向けの書物も出始めています。その中には股関節の病気は手術なしでも大抵は治せるという論調のものがありますが、極論過ぎて危険だと思います。たしかに股関節の病気に早く気づいて適切な手入れを始め、生活にもさまざまな工夫をすると、病気が進行せずに従来どおりの活動性を維持できる可能性は十分にあります。

　けれども股関節がひどく悪くなった方々の股関節の中を実際に観察し、組織を調べたりできるのは基本的に股関節外科医に限定されます。股関節の状態が悪くなって、手術に至った方々の関節の中をみずに「股関節の周りの筋肉が悪いせいで痛みが出ているから、筋肉の状態を改善すれば痛みから解放される！」というような理論は、病気がひどくなってしまう前の初期段階の方々には当てはまると思いますが、大きく進行した方々にはとても当てはまりません。

　なぜなら、病期が進行した方々の関節の中にはひどい炎症が起こっていて、相当数の方々は、関節に水がたまっているだけでなく関節内に出血している場合もあるのです！　残念ながら、ここまでくると姿勢や筋肉を矯正するだけで克服できる状態ではありません。

　このことをよく理解してもらいたくて、私は自分のクリニックのセラピスト（理学療法士）にも手洗いをしてもらい、自分の担当している患者さんの手術に立ち会ってもらいます。股関節の中が、どのような状態になっているのかを自分の目でしっかりと確認してほしいからです。

　では、最初に「正常の大腿骨頭（だいたいこっとう）」をみていただきましょう。

　皆さんはまったく問題のないきれいな大腿骨頭をご覧になったことはないですね？　つい最近入手した90歳の女性の大腿骨頭の外観写真です（**写真1**）。この方は前日までは元気に歩いておられましたが、不幸にも転倒されて骨折を起こしてしまいました。残念ながら、折れ方がひどいので人工骨頭置換という種類の人工股関節置換手術を余儀なくされました。したがって、前日まではな

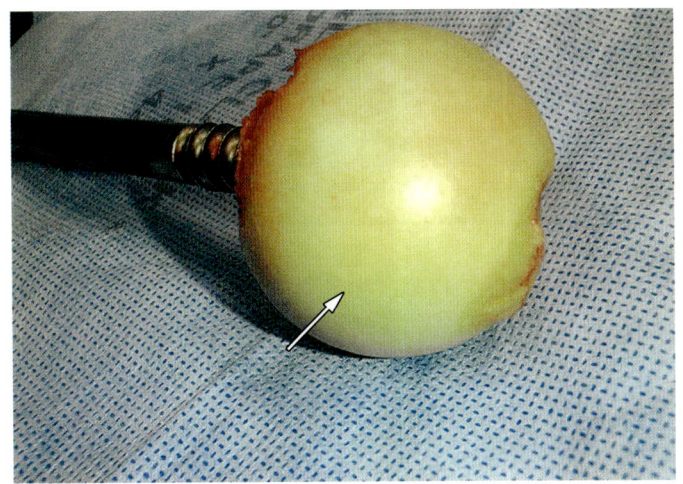

写真 1 正常な大腿骨頭

んの問題もなかった骨頭を摘出せねばなりませんでした。

　艶のある姿をしていますね。見事なほど滑らかな軟骨に覆われた骨頭はこのような外観を示します。「正常の大腿骨頭」というのは、たとえ90歳であっても軟骨が傷んでいなければ表面の凸凹もない、きれいな球形の姿をしたものなのです！

　これに対して、若くても軟骨が傷み始めると様相は一変します！ レントゲンではそれほど悪くないようにみえても、実際に股関節を切り開いて中をみると驚くほど炎症反応や変形が進んでいることは、われわれ「股関節外科医」が日常的に経験することなのです。

　典型的な症例をご紹介しましょう。

　症例1は50代の女性です。専業主婦ですが、股関節の疼痛がひどくなり最近では買い物に出るのも苦痛になったと来院されました。レントゲンでは関節裂隙とよばれる軟骨に相当する層が薄くなり、**進行期**・変形性股関節症の状態です（**写真2**）。大腿骨頭の球形は比較的保たれているようにもみえますので、痛みどめの薬で対応される先生方もおられるでしょうし、整体などの施術やリハビリを中心に治療される場合もあると思います。

　実際、この方に対して約3カ月間、保存療法を行いましたが痛みはほとんど改善されず最終的に手術を決心されました。手術をして股関節を開いてみるとビックリです。実際の大腿骨頭は予想以上の炎症性組織に蝕まれていて、軟骨部分も大半が消失して硬くなった骨が直接露出していました！（**写真**

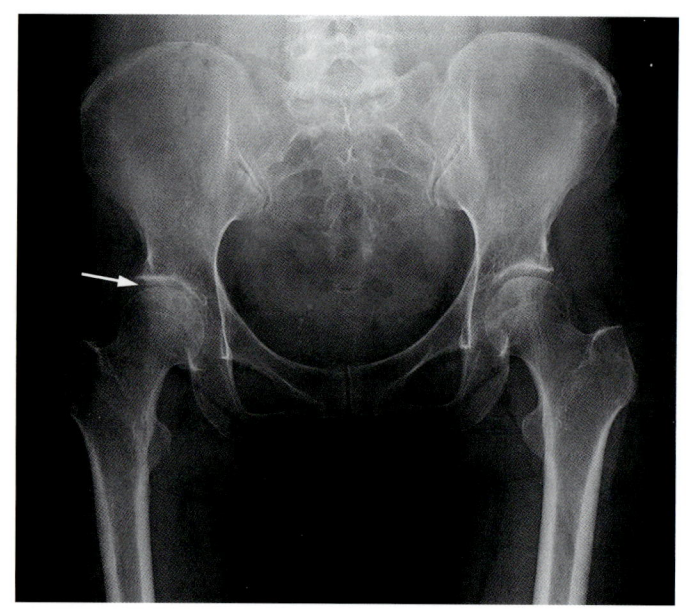

写真2 進行期・変形性股関節症のレントゲン写真
反対側より関節裂隙（すきま）が狭くなっている。

3A）。

　また一部では余分な骨がゴツゴツと飛び出たような姿をしています。これが骨棘（こっきょく）とよばれる組織で、進行した股関節症ではしばしばみられるものです（写真3B）。また、一般の方々にとってさらに印象深いのは、赤々とした炎症性組織（充血しているため、このようにまっ赤にみえます）ではないでしょうか？（写真3C, D）この方の場合は、炎症が強く起こっていて関節の中には大量の水（関節液）がたまっていました。この段階に至ると、一時的には少し痛みが楽になっても、また再燃して毎日の生活に相当な支障をきたすようになります。

　症例2は40代の女性です。デスクワーク主体の仕事に就いておられましたが、股関節の疼痛が強く、通勤が困難になり職場の同僚にも「脚が悪いの？」と指摘されるようになったと来院されました。先の症例よりも進行した状態で、レントゲンでは関節裂隙が著しく薄くなり、**末期・変形性股関節症**の状態です（写真4）。大腿骨頭には少し変形があり、頭が押し潰されるように扁平な形をしています。このような症例でも年齢が若いですし、いきなり手術を決断するのは難しいとは思います。しばらくの期間休業を勧めて、その間に痛みどめの薬やリハビリなどの保存的治療を試すことにしました。

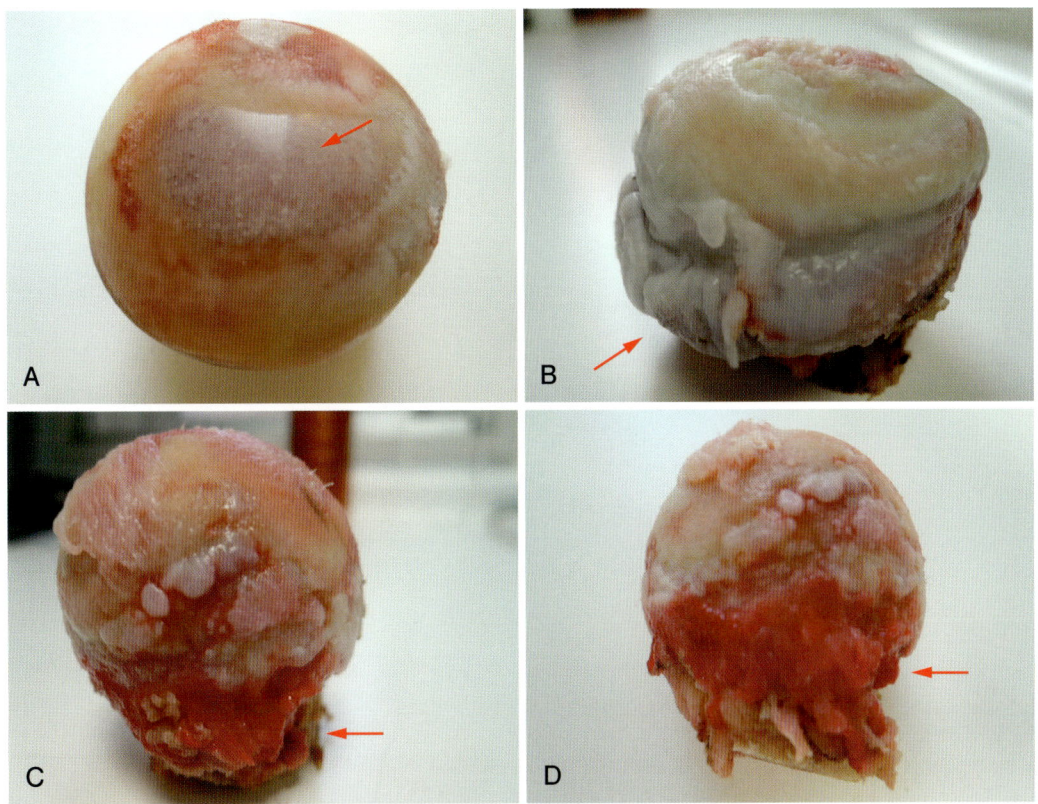

写真3 症例1─50代女性の大腿骨頭

A：軟骨部分が消失して硬くなった骨が露出している。
B：骨棘。
C、D：充血してまっ赤な炎症性組織。

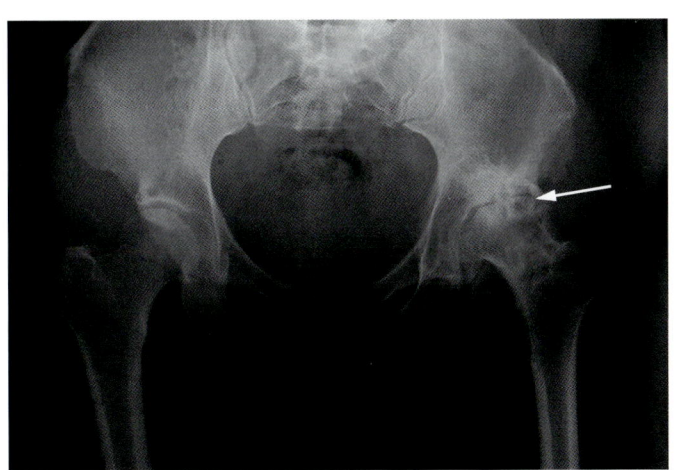

写真4 症例2─末期・変形性股関節症のレントゲン写真

関節裂隙（すきま）は非常に狭くなっている。

残念ながらこの方も結局、痛みは楽にならず手術を決心されました。150cm で 68kg という肥満を解消できなかったのも症状を軽減できなかった大きな要因ではあると思います。手術をして股関節を開いてみるとまたまたビックリです。大腿骨頭の周辺には強い炎症反応を認め、軟骨もほぼ消失して硬くなった骨が直接露出していました（写真 5A）。症例１よりも大きい骨棘が骨頭の周囲に広がっていました。一部の**骨棘が鳥の嘴（くちばし）のように飛び出して**（写真 5B）います！ 赤々とした炎症性組織も大腿骨頭から頸部（けいぶ）にかけて増殖しています（写真 5C, D）。この方の場合は、症例１よりもさらに強い炎症が起こっていて関節の中には大量の淡紅色の関節液（一部で出血を伴うとこのような性状になります）がたまっていました。

　先ほどの 90 歳女性の艶やかな大腿骨頭の外観と働き盛りの女性２名の大腿

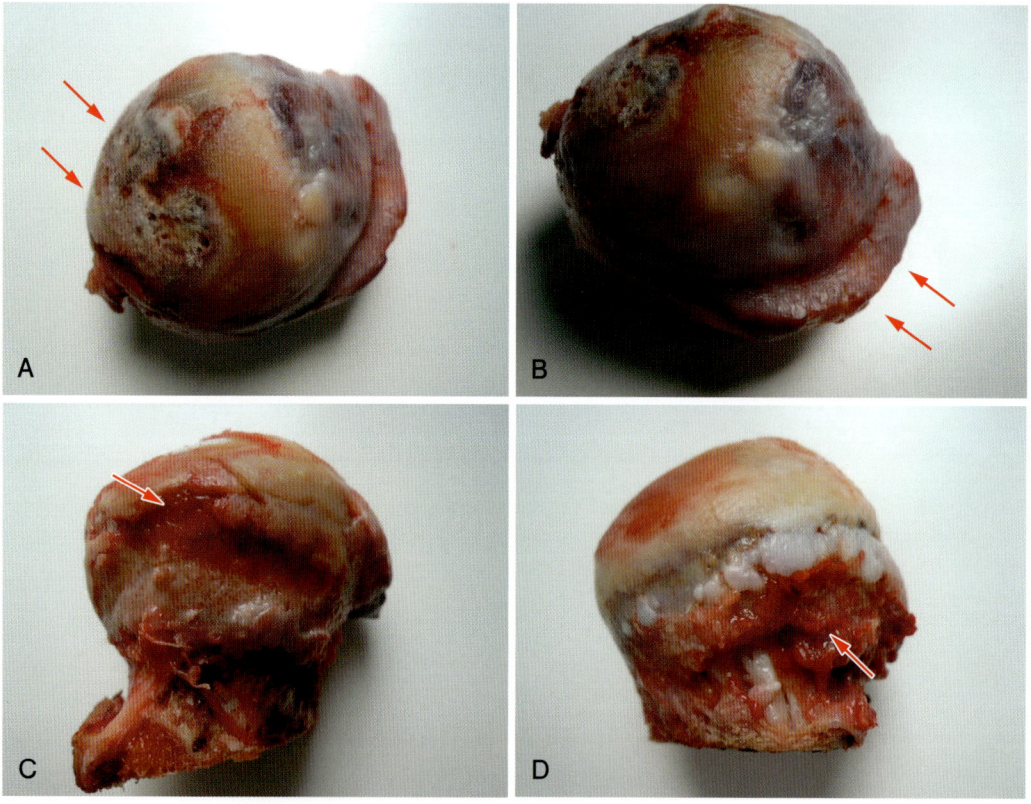

写真 5 症例２— 40 代女性の大腿骨頭
A：軟骨が全面的に消失している。
B：骨棘が鳥の嘴のように飛び出している。
C、D：充血してまっ赤な炎症性組織が大腿骨頭から頸部にかけて増殖している。

骨頭の外観の差に愕然とされる方が多いのではないでしょうか？　このような実例を毎週のように目の当たりにしますと**レントゲン像があまりひどくなければ、大抵の場合は保存療法で治せるという極論は空しい**もののように思われます。

　もちろん、保存療法を中心に活躍されておられる先生方の中には、鋭い感性で患者さんの状態を察知して、股関節外科医とうまく提携・コラボレーションされている方々もおられます。大阪市内で「ゆうき指圧整体院」を開業されている大谷内輝夫先生、東京で「ginzaplus」を開業されている佐藤正裕先生などはご自分でさまざまな施術をされますが、「保存療法」ではそろそろ限界が近いと判断されると適切なタイミングで私のクリニックにご紹介くださり、「人工股関節手術」の是非を問われます。佐藤先生はわざわざ時間を割いて、東京から私の手術の見学に来られるほど熱心に取り組んでおられます。筋肉の手入れだけですべてを治せるなどという極論に走らずに、非常にバランスのとれた視点から、保存的治療を継続されている先生方もおられることを申し添えておきます。

第Ⅰ章　初級編

1. 股関節 Q & A
   基本的な質問 ･･･････････ 10
2. 股関節 Q & A
   手術に関する質問 ･･･････ 22

> 第Ⅰ章　初級編

1 股関節Q&A 基本的な質問

Q1 股関節が痛むときがあるので整形外科を受診しました。先生からは「軟骨が少し擦り減っているようですね」と言われました。普段はほとんど痛みません。でも旅行・登山・仕事も含めて無理を続けていると痛みます。**適切な運動やリハビリ**で良くなるでしょうか？

A1 どうやら**初期股関節症**のようですね。
　　　良くなる可能性は十分にあります。まず診察・レントゲン像で前期〜初期股関節症の状態であると確認することが大切です。

　この段階であれば**適度の運動や適切なリハビリ**で調子が戻ってきます。後はその良い状態を維持して進行期〜末期の状態に入っていかないようにお手入れを欠かさないことが重要です。もちろん、**年に1、2回程度の専門医受診（定期検診）**は不可欠です。

　まず、運動では特に最初のうちは、股関節に過剰な負荷がかからないタイプのものがお勧めです。公園など**平坦な場所を選んで散歩**をする、上り下りの少ない場所でサイクリングを楽しむ、ジムで「**エアロバイクをこぐ**」「座ったり寝たりの姿勢で**マシンを使って軽い負荷の運動**をする」、プールで「**泳ぐ**」「**アクアウォークをする**」などです。元来、運動が大好きな方は、調子が上がればエアロビクスやジャズダンスなども少しずつ始めていただいてもよいと思います。ただし、ある程度の衝撃力の加わる運動ですからクッションの良い、**衝撃吸収能力の高いシューズ**を選ばれるように気を配ってください。

　また「拘縮(こうしゅく)」といって、股関節の動きが固くなっている場合には、リハビ

リで**ストレッチ**や**モビライゼーション**などの施術を受けて、**股関節のやわらかさを保つ**ことも重要です。自分を担当してくれるセラピスト（理学療法士）が決まれば、股関節の調子を見極めながら**筋力増強訓練**も効果的に行ってもらえると思います。

　この運動・リハビリを進めてよいという最優先の判断基準は「痛み（疼痛）」です。運動をした後に「痛みが残る」「夜や翌朝になっても痛い！」などの症状がある場合は、負荷がかかり過ぎたと判断して翌日からは休むか、分量を減らしてください。疼痛が軽減すれば、また再開されてけっこうです。

　「**痛み**」はご自分の身体（股関節）が「もうこれ以上は勘弁してください！」と音をあげている SOS 信号をあなた自身に送っていると考えてください。したがって、基本的に鎮痛剤は使用しない状態で判断します。鎮痛剤で強引に疼痛を和らげて過剰な運動を頑張り続けると、むしろ関節症は進行していきます。

Q2 近所の整形外科で「**股関節の軟骨がずいぶん擦り減っています。手術が必要かもしれませんよ**」と診断されました。以前に比べると痛みを感じる日が多く、太ももから**膝のあたりにまで痛みが走る**ことがあります。これは股関節が悪いせいですか？ 手術をすると太もも〜膝への痛みはとれますか？

A2 **進行期股関節症**とよばれる段階に入っている様子です。
「太ももから膝のあたりにかけての痛み」についてはまず膝・腰を調べてみる必要がありますが、膝や腰に大きな問題がなければ股関節由来の「関連痛」（p12 参照）という特殊な痛みが出始めています。あまり嬉しい兆候ではありません。

　進行期に入ると炎症が強くなり、股関節に水がたまる状態になります。いわゆる「**関節炎**」の状態です。腫れた関節がすぐ近くを走る**大腿（だいたい）神経を圧迫・刺激**すると太もも〜膝への疼痛が出始めるのです。

　もちろん**手術（人工股関節手術）**をすれば**関連痛も嘘のように消えます**！

　進行期股関節症の方々はそのまま、「あれよあれよ！」という間にさらに進行して末期股関節症に至ってしまうグループと、10年どころか15年も20年

も特に悪化もせずに、日常生活を送れるグループに大別されます。後者であれば痛みとまったく無縁ではなくても、手術なしでなんとか仕事や家庭生活をこなしていける状態です。どちらのグループに入っておられるかは診察をしないと断言できませんが、股関節の変形の程度・年齢・体格・活動性・家庭や職場の環境などが複雑に影響します。

　私は痛みが軽くなる可能性があるのに、進行期に入った方々が皆、いきなり手術を受けるのはもったいないように思います。「**関連痛**」**が出始めている状態のとき**には運動・リハビリなどはむしろ控え目にして、**まず炎症を抑えるお薬**を飲まれるようにお勧めします。関連痛も含めて**かなり強い痛みがあるのに無理に運動を続ける**と炎症はさらに拡がって、関節の中に軟骨を溶かす酵素などの有害物質が放出され、進行期関節症から**末期関節症に移行**していく可能性が危惧されます。

　副作用のことを考えると、飲み薬よりも湿布やローションなどの塗り薬など**外用剤**を使いたいのですが、肘や膝、足首などと違って股関節は非常に深い場所に位置しているので、皮膚を通過して浸透していっても、なかなか**直接股関節までには到達しにくい**のです！

　やはり期間を限定してよく効く飲み薬を処方してもらうのが得策でしょう。まず適切な投薬を受けて炎症を抑え込み、経過を慎重に診てもらいながら運動やリハビリを再開するのがベストです。

　「**どのような薬をどの程度の量・どの程度の期間使用するか**」は専門医の腕の見せどころです。正直に申し上げて、すぐに手術ばかりを選択される股関節外科医は、薬の種類や投与方法などには無頓着な方が多いように思います。けれども進行期関節症の時期であれば、条件が整っていれば**適切な保存的治療**を受けると痛みがおさまり、元どおりに近い生活に戻れる可能性は十分にあると考えてください。もちろん、完治するわけではないので十分な注意と経過観察が必要ですが、**うまくいけば手術を回避することも可能**です。

　ただし、胃腸障害や肝臓・腎臓、その他の臓器に問題を抱えておられる方々には、安易に薬を使用することができません。また著しく肥満の方、住環境や仕事場の環境が過酷な方などでは、せっかく楽になった股関節痛が、すぐに再発してしまう場合があります。よく効く**消炎鎮痛剤**などのお薬には**副作用**があり、１年を超えて毎日服用し続けたりしていると**胃潰瘍・十二指腸潰瘍**が悪化

して出血し、予定していた手術の延期を余儀なくされる場合がありますし、腎臓への負担が徐々に増えて**腎機能が低下**し手足や顔がむくんだりする場合もあるので要注意です。お薬については短期間なら集中して飲んでいただいてもけっこうですが、**痛みが和らいだら**、忙しい日や調子の悪い日などに限定して**頓服**(とんぷく)で飲まれるようにお勧めします。

　頓服ではとてもおさまらないほど（再発した）痛みが強くなると、その場合はそろそろ手術も考慮しなければならない時期が近づいている可能性が高く、専門医と相談されるのがよいでしょう。

Q3 整形外科で「軟骨がほとんどなくなってしまっています！たぶん手術が必要でしょうから専門医を紹介しますよ」と言われました。
いまは痛くて旅行にも行けなくなりました。でも手術を受けるのは嫌です。**飲み薬や注射**でなんとか治りませんか？　あるいはリハビリでは治らないのでしょうか？

A3 **末期股関節症**という最終の段階に至ったようです。
　まず変形性股関節症という病気は、悪性の癌のような命に直接関わる病気ではありませんから、「末期」と診断されても怖がる必要はありません。もしあなたがどうしても手術だけは受けたくない！　と強い覚悟でこの病気に臨まれるなら、痛みも抱えてかなり不自由な生活にはなるでしょうが、おそらく、手術なしで切り抜けていくことも可能だろうと思います。

　股関節の調子が悪い状態が長くなればなるほど、真剣に自分の股関節に向き合えば向き合うほど、あなたの股関節には特別な思い入れがあるはずです。したがって、あなたが自分の人生をどう捉えていかれるかという点にもつながります。例えば「人工股関節の手術を受けると入れ替え（再置換手術）が大変だと聞いたから！」（実際には必ずしもそのようなことはないのですが…）と30〜50歳くらいの方が悩まれたとします。

　代表的な考え方は以下の3つでしょうか。
(1)「人工関節の寿命が15〜20年なら（もっと耐久性はあるのですが…）

60～70歳くらいになるまで**手術を受けずになんとか頑張ろう！**」という考え方。

(2)「私自身の寿命がわからない！　来年、いや来週、交通事故で死んでしまうかもしれない！　私はいまを元気に暮らしたい！」そのように考えられるなら、痛くて不自由ないまの生活から解放されることを期待して**早い時期に手術を受けよう！**　という考え方。

(3)「**何がなんでも手術なんて絶対に嫌！**」という考え方。

　申し訳ないのですが、私にはどの考え方が正しくて、どの考え方が間違っているなどと断言することはできないように思います。

　それぞれの方には、自分の股関節について悩み、苦しみ、奮闘してこられた歴史、人生があるはずで、必死の思いでご自分の股関節と向き合ってこられた経緯については、最大限の敬意を払いたいと思うからです。患者さんご自身の股関節の調子については、長く患っておられればおられるほど、ご本人が一番よく認識しておられると思います。

　いくら経験豊富なベテランの股関節外科医であっても、太刀打ちできるものではありません。ですから求められればアドバイスもしますし、手術の概要や成績についても解説いたしますが、強引に手術を説得することはありません。

ただ股関節への思い入れが強過ぎて、冷静に（第三者的に）ご自分の股関節の状態を見つめることが難しくなってしまっている方々もおられます。

　そのような方々のために、以下に参考になるポイントを挙げてみますので、一度自分でもチェックしてみてください。以下の4つの項目が、自分には当てはまらないと思われた方は、少なくとも現時点では手術の必要はないでしょう。結局のところ、問題になるのは現在のあなたの症状です。

　まずは「**股関節の痛みの程度**」（ポイント1）です。

　痛みが強くなり、どうしても痛みどめが手放せないことはありませんか？

　例えば **Q2** でも述べましたが**毎日、最大量の鎮痛剤を長期間服用**すると**副作用**に悩まされる可能性は高まります。**胃腸、肝臓、腎臓**など重要な臓器を傷めてしまっては本末転倒のような気がします。「胃がムカムカしたり痛んだりしませんか？」「身体に痒みを生じたり湿疹が出ていませんか？」「手足がむくんだり、顔や瞼（まぶた）が腫れてきたりしませんか？」半年を超えて1年以上も鎮痛剤を常用している方々は、必ず**定期的に血液検査を受けてください**。よろしくお

願いいたします。

次は「腰や膝などの痛み」（ポイント２）です。

股関節の痛みはそれほど強くなくても最近、腰痛あるいは膝の痛みに悩まされていませんか？

実は末期の股関節症にまで至ると股関節の動きが極端に悪くなることが多く、そうなると関節の部分で「こすれる」程度は減少しますので、一時的に股関節の痛みが和らぐことすらあります！　もちろん、良くなっているわけではありません。けれども股関節自体の動きが低下する、あるいは関節の破壊が進行して脚が短くなると、**腰や膝など身体のほかの部分に大きな負担**がかかり、ひどい腰痛や膝関節痛に悩まされる方も多いのです。この**腰痛や膝痛の有無**は、大きなチェック・ポイントです。

その次は「股関節の動かしにくさ」（ポイント３）です。専門用語では「関節可動域」といいます。

日常生活でのいろいろな動作を苦もなく行えていますか？　やり方は反対側の元気な側とまったく同じですか？

具体的には**靴や靴下**を楽に履けているか？　他人に頼んだりせずに自分で足の爪が切れているか？　などが良い指標になります。自分でいろいろと工夫してどうにかこうにか爪が切れていれば及第点です。けれどもこれらの**動作ができなくなると要注意**です。ちょっとした段差につまづいてしまったり、不意に他人とぶつかったりした場合に**転んで大けがをする危険性**が高まっています。

そして「脚の短縮」（ポイント４）もチェック項目です。

最近、気にしている側の脚が短くなったように思いませんか？

股関節の破壊と変形が進行すると必然的に脚の長さは短くなっていきます。１〜２cm程度まではごまかしもききますし、骨盤を（無意識に）上手に傾けて脚の短さを目立たないようにして歩いている方もおられます。けれども脚長が３cm以上短くなると歩くときにはさすがに身体が揺れますし、腰痛や膝痛が出ることもしばしばです。要注意の兆候です。

以上の「股関節の痛みの程度」「腰や膝などの痛み」「股関節の動かしにくさ」「脚の短縮」の**４つの主要な症状**は１つだけが出現するとは限らず、むしろ２つも３つも重なって出てくることも多いのです。したがって、**総合的には「活動性」**として捉えることも可能です。

「職場への通勤に不自由はありませんか？」「電車に揺られて立っていても平気ですか？」「お友だちに誘われても躊躇せずに旅行に出かけたりしていますか？」「周りの人に『脚が痛いの？　引きずっているけど…？』などと聞かれたりしませんか？」「旅行など遠出は無理でも、買い物程度は不自由なくできていますか？」（図1）。枚挙に暇がありませんが、これらの質問に余裕で「大丈夫です」と答えられているうちは少し安心です。

これらの**多くの観点から総合的にあなたの股関節の状態を評価**して、わかりやすく解説してもらえる真の**股関節専門医**が見つかると安心されるのではないでしょうか。

質問の後半部分について、もう少し解説しておきます。

末期の股関節症は完全に治るということはありません。擦り切れてしまった軟骨が薬やリハビリで元どおりの同じ軟骨組織によみがえることはありません。けれども疼痛が楽になることは十分にあります。ですから、**飲み薬や注射**で楽になる場合があります。ただし、飲み薬や注射を止めるとすぐに痛みが再

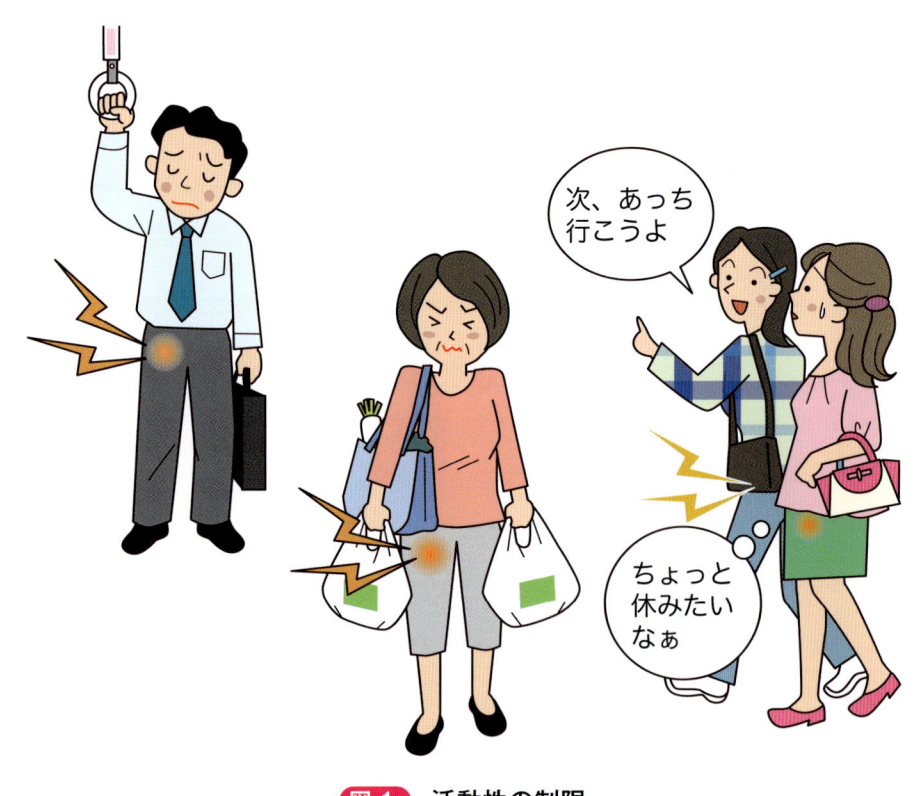

図1　活動性の制限

発するようではだめです。前出の**ポイント1**の解説をもう一度お読みください。

　リハビリについては**ポイント3**を参考にしてください。末期関節症で、動きがあまりにも固くなってしまっている場合はなかなか効果が出せません。

　特に関節を包み込んでくれている関節包（ほう）という袋状の組織や筋肉などが固くなっている（拘縮）だけでなく、軟骨を失い変形してしまった骨どうしが咬み込んだように動かなくなる状態を「強直（きょうちょく）」とよびますが、この状態に近くなるとリハビリの効果は期待薄です。

　例えば力こぶを隆々と作りたいと鉄アレイのような錘（おもり）を使って筋力強化訓練を始めることを想定してください。上腕二頭筋（じょうわんにとうきん）という力こぶに相当する筋肉は、肘の関節が存分に曲げたり伸ばしたりできてこそ筋肉自体も大きく伸び縮みして太くなっていきます。けれども、もし肘の関節が悪くて肘を曲げたり伸ばしたりが少ししかできなければ、いくら重い鉄アレイを使っても筋肉自体の動きが小さいので、思うように力こぶの筋肉はついていきません！　これと同じ理屈なのです（**図2**）。

　さて以上の3つの質問で「**初期股関節症**」「**進行期股関節症**」「**末期股関節症**」という異なる3つの段階の「股関節症」が登場しました。これらをよく理解していただくために**レントゲン画像の見方**を学んでください。

　変形性股関節症は、進行の度合いに応じて「初期」「進行期」「末期」の3段階（厳密には股関節の形態は悪いけれども、レントゲン像ではほとんど異常

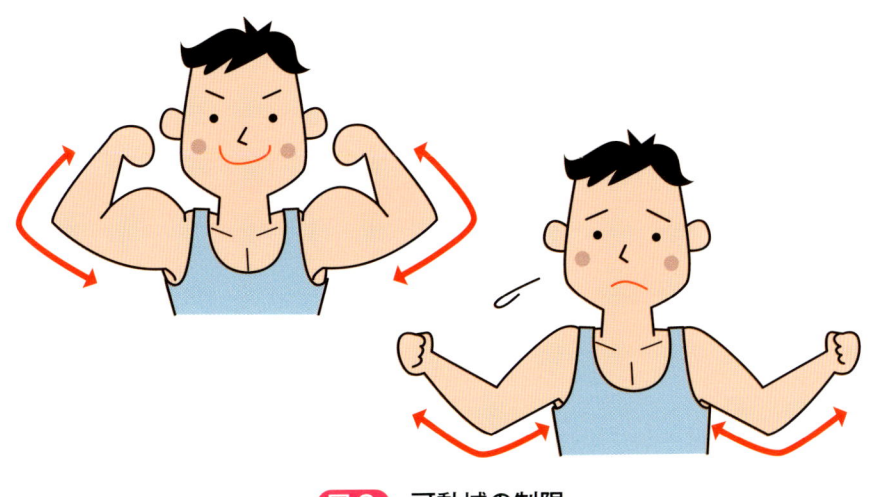

図2　可動域の制限

のない「前期」という段階も設定されています）に分類されています。それぞれの段階で特徴的なレントゲン像を呈しますので、十分にご理解いただけると思います。

　図3で示したように、股関節の骨の部分（構成要素）はボール状（球形）の**大腿骨頭**とこれを上から覆う受け皿のように窪んだ形の**臼蓋**でできています。これははっきりとレントゲンで写る部位です。実際には大腿骨頭と臼蓋は、軟骨というクッションの役目を果たす粘弾性に富んだしなやかな組織に覆われているのですが、軟骨は骨のような硬組織ではないためレントゲンにはっきりと写ることはありません！　レントゲン線を透過してしまうため、大腿骨頭と臼蓋の間に位置する透明な「すきま」の層として捉えられるわけです。したがって、軟骨が擦り減るとこの透明な「すきま」の層は薄くなり、大腿骨頭と臼蓋が次第に近づいていきます。

　代表的な症例をご覧ください（写真1）。

　この方は60代の女性で、反対側にはすでに人工股関節全置換術を完了しています。手術を受けた側の調子は最高で、まったく不自由なく活動的な日常生活を送っておられました。6年前の時点では、臼蓋の部分が白くなる「硬化像」を認めますが、「すきま」の層は十分に保たれており**「初期」の股関節症**（写真1A）です。

　ところが、4年ほど経過すると「すきま」の層は薄くなり、骨の中に虫食い状に孔が空いてしまう「嚢腫」が形成されています。この段階でははっきりと

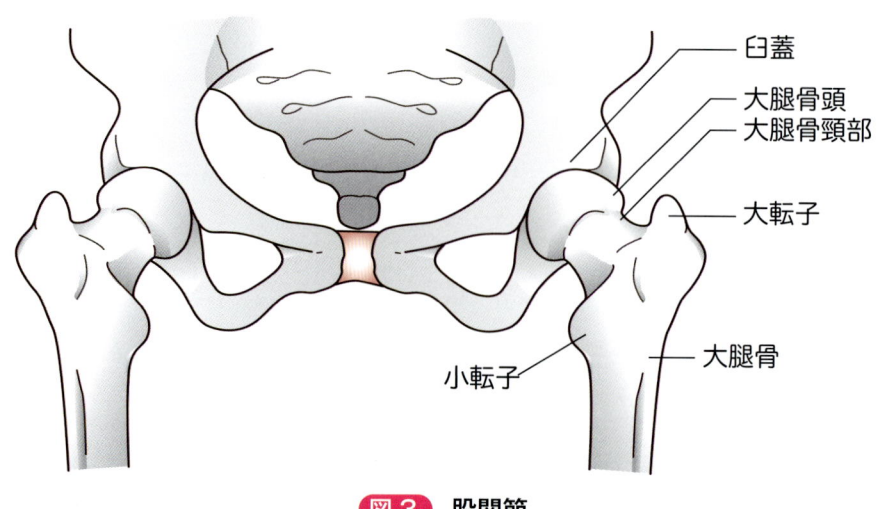

図3　股関節

18

した痛みが出ており、**「進行期」の股関節症**（写真 1B）です。

ご本人は「反対側のように手術がいりますか？」と気にされている様子でした。約1年後には「すきま」の層はほぼなくなり**「末期」の股関節症**（写真 1C）です。

毎日服用する鎮痛剤もまったくといっていいほど効果がなくなり、人工股関節全置換手術を受けられました。この方もそうなのですが、**一般的に初期股関節症の場合は、そう簡単には進行期股関節症には移行しません**ので、初期股関節症の段階で、的確に診断を下して進行を予防するのが最善の対策といえると思います。

けれども、**進行期股関節症から末期股関節症の段階へは比較的早く進行することも多いので要注意**なのです。この方の場合は、高い活動性もさることながら、年来の肥満をどうしても解消できなかった点が、病期進行の大きな要因であったと思います。

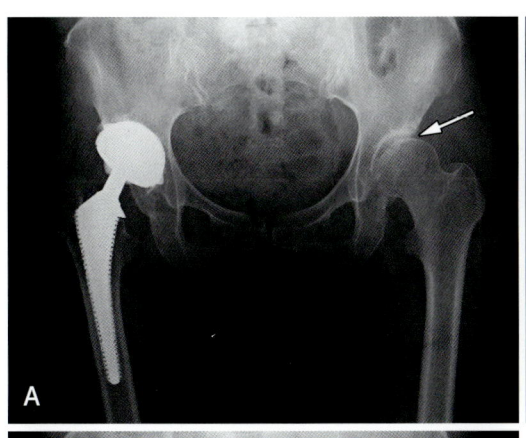
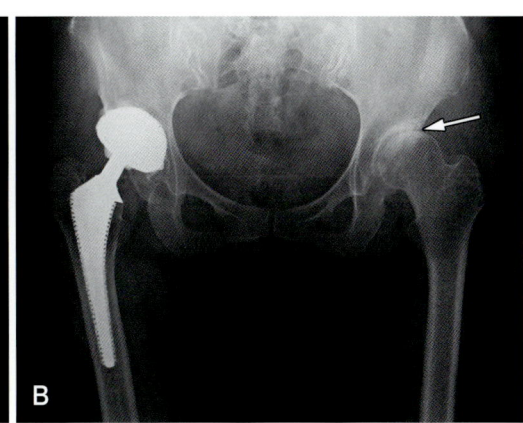
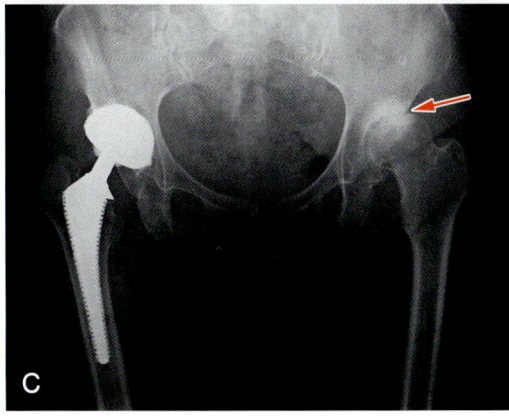

写真1 60代女性―変形性股関節症のレントゲン写真

A：初期（6年前）。
B：進行期（2年前）。
C：末期（人工股関節全置換手術を決心）。

Q4 末期股関節症と診断されました。調子は悪いのですが、これは最近流行の「サプリメント」では楽になりませんか？

A4「軟骨によい！」健康食品として「**グルコサミン**」「**コンドロイチン**」「**ヒアルロン酸**」などの製品は、たくさん市販されています。ヒアルロン酸には注射薬として医薬品に扱われているものがあり、これは関節内に直接注入しますが、そのほかは飲むサプリメントです。

　結論から申し上げますと、**過度の期待をされないほうがよい**と思います。

　今から10年以上も前に、外国の高名な雑誌にヒアルロン酸の注入が膝の関節症の進行予防に効果があるという論文が掲載され注目されました。けれども、その後の検証ではヒアルロン酸の明白な効果を確認できず現在に至っています。たしかに膝の変形性関節症では「痛みが少し楽になった！」「少し動かしやすくなった！」などの声も聞きます。ただし、擦り切れて失われた軟骨組織が元どおりに回復するわけではありません。

　そんなことが注射や飲み薬で起これば、それこそノーベル賞級の大発見です！　多少の効果を発揮する可能性があるのは膝などほかの関節で、まだ軟骨組織が相当量残っている場合に限ると考えていただいてけっこうです。**股関節には、ゆっくり歩くだけで体重の4倍相当の想像を絶する過大な負荷がかかります**から、少しくらい潤滑が良くなった程度で支え切れるものではありません。

　また膝や肩などは、関節内に注射をすることが比較的容易ですが、股関節の場合は非常に奥深いところに位置するので、正確に関節内に薬を注入するためには特殊なレントゲン装置（イメージとよばれる透視装置）の助けを借りる必要があります。そこまでしても効果が定かではありませんし、**関節注射は不用意に何回も行うとバイ菌（細菌）を持ち込むリスクが上がり**、最悪の場合は化膿性股関節炎などを生じる可能性すらあるのです。一般にはあまり知られていませんが、膝へのヒアルロン酸注入ではしばしばみられる合併症なのです。

　ですから安易に股関節にヒアルロン酸注入などは受けられないほうが賢明です。また、サプリメントとして市販されている各製品も決して安価なものではありませんので、試してみられてもかまいませんが、しばらくの期間服用して

あまり楽にならなければ、運動（リハビリ）・減量などほかにできる事柄に取り組まれるほうがよいと思います。

Q5 大腿骨頭壊死（えし）と診断されました。最適の治療法はどんなものでしょうか？
骨がどんどん腐っていくのかと不安でたまりません！

A5 たしかに骨の一部が組織としては死んでしまう病気なのですが、恐れる必要はありません。誤解されることが多いのですが、皆さんが心配されているのは壊疽（えそ）という病気で、これはできるかぎり早く、適切な治療を行わないと組織がどんどん死んで腐っていきます！ ひどい糖尿病などで生じることがあります。けれども大腿骨頭の壊死は壊疽とはまったく異なる病気です。この病気の詳細については上級編（p74参照）に述べております。まず一番大きな違いは、大腿骨頭壊死の場合はひとたび生じるとよみがえることはありません！ けれども死んでいる領域がどんどん拡がっていくこともないのです！ つまり、この病気を発症した時点から壊死の大きさはほとんど変化しないということです。

　この病気の場合は、大きさや深さなど「**サイズ**」と大腿骨頭のどの場所にできたかという「**位置**」によりその後の**経過が異なります**。簡単に言いますと、サイズが小さくて場所が体重などの負荷が大きくかかる場所（荷重部といいます）から外（はず）れていれば、骨頭は潰れたりせずに難を逃れる可能性が高いのです。専門医に診てもらい、慎重に経過を観察してもらうだけでけっこうです。

　反対にサイズが大きく荷重部に近ければ、将来的に骨頭が潰れて強い痛みを生じる可能性が高く、手術的な治療も考慮に入れなければなりません。骨頭の生き残った場所を荷重部にもっていく**大腿骨頭回転骨切（こっき）り手術**が適応できる症例もありますし、壊死の範囲があまりに大きい場合や、すでに骨頭がひどく潰れて変形してしまっている場合には**人工股関節置換手術**の適応になります。

　手術をせずに保存的に経過を診てもらう場合と、やむを得ずなんらかの手術治療を選択せねばならない場合もある病気なのだと認識してくださってけっこうです。

第Ⅰ章　初級編

2 股関節 Q＆A 手術に関する質問

Q6 股関節の痛みが悪化してきたので、「骨切り手術」を受けてみようかと思うのですが、何かよいアドバイスをいただけませんか？

A6 いわゆる「**関節温存手術**」とよばれる種類の手術法です。骨切り手術にも種類がいくつかあります。骨盤（臼蓋）の側を骨切りして形を整える手術（キアリ骨盤骨切り術、寛骨臼回転骨切り術：RAOなど）と、大腿骨の側を骨切りして形を整える手術（大腿骨内反骨切り術、大腿骨外反骨切り術など）の2種類に大別されます。

　どのような手術を選択するかは術者が決定するわけですが、骨切り手術全般にいえる共通点を挙げておきます。

①年齢

　骨切り手術を専門にされている場合は、50代以降の方々にも手術の対象を拡大されている先生もおられますが、**10〜40代くらい**が主な対象になります。股関節の形が悪い状態のまま、体重の何倍もの負荷を支え続けて一部の軟骨が傷み始めているわけですから、理論的には骨や軟骨の状態が若々しい若年〜中年の方々に適しているといえます。

②股関節症進行の程度

　この点については股関節症の程度が軽ければ軽いほど有利といえます。

　変形性股関節症は、その進行の程度に応じて大きく4段階に分類されます（p68参照）。骨切り手術の主な対象は初期・進行期の方々ですが、末期の方

にまで対象を拡大されている先生もおられます。年齢の場合と同様に「進行の程度」についても、軽い初期関節症のほうが有利といえます。

③後療法

　例えば人工股関節全置換手術と比較すると「入院期間」「復職までの期間」「杖なしで歩けるようになるまでの期間」は長くなります。

　骨切り手術は股関節の形を整えて、股関節に余分な負担がかかるのを分散して軽くしましょうという手術です。読んで字のごとく骨を切りますので**骨折を起こしたのと同じ状態**です。これを工夫してしっかりと固定するのですが、骨折と同様に骨切りした部分は1週間や2週間で完治（癒合）するわけではありません。せっかく良い形に整えた股関節を潰してしまっては元も子もないので、リハビリも含めた**後療法は慎重にならざるを得ない**のです。

　以上、各種骨切り手術に共通する項目について述べました。では骨切り手術を受けると必ず良くなるのでしょうか？

　これは人工股関節の手術についてもいえることですが、例えば手術前に苦しんでおられた股関節の痛みについてはほとんどの場合、軽減されて楽になられます。問題はその**痛みから解放された状態を維持できるかどうか**です。これには手術を受けられた方の**年齢、体格、活動性、生活環境**（自宅や職場など）、**反対側の股関節の状態**などが複雑に絡み合いますので、安請け合いはしかねるのです。この点についても、手術を執刀される先生に十分に説明をしていただけると、ご自身の股関節の状態や手術後の注意点などへのご理解が深まると思います。

　私の手がけた骨切り手術の症例をご覧ください。

　女性の手術時年齢は22歳で、すでに社会人として働いておられました。ご本人、ご家族ともに比較的長期間の療養が必要であることを十分に理解してくださいましたので、両側にキアリ骨盤骨切り手術を施行しました。現在のレントゲン像（**写真1**）ですが、20年を経過して股関節には疼痛などの自覚症状もなく、元どおりのデスクワークを継続しておられます。

　矢印で示したように関節裂隙と表現される臼蓋と大腿骨頭との間の「すきま」が十分に保たれて初期の関節症のままの状態です。痩せた体格の方で、特に激しい運動などとは無縁な方です。現在までのところは疼痛がなくなり、社会生活に復帰できましたので、ご本人の満足度も高く非常に喜んでおられます。た

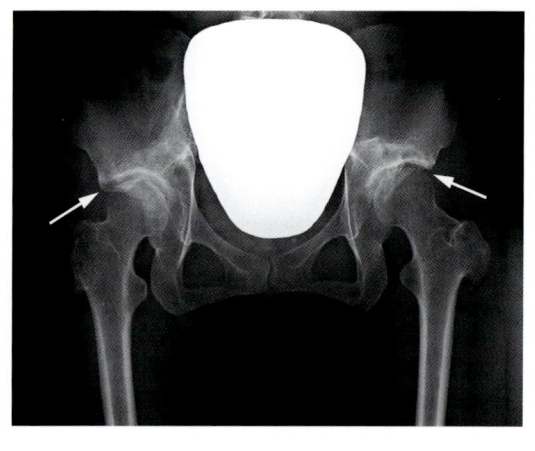

写真1 20年を経過した骨切り手術の症例のレントゲン写真

軟骨に相当する関節裂隙（すきま）が十分に保たれている（⇒）。

だし、今後さらに年数が経ったときに、股関節症が進行し始めないかについては慎重に経過をみていく必要があります。

最後に「**骨切り手術**（特にキアリやRAOとよばれる骨盤側の骨を切る手術）」と「**人工股関節手術**」の違いをイメージしやすい例えを挙げておきます。

家の改築をイメージしてみてください。「**骨切り手術**」は傷み始めた母屋はそのままで、新しくいくつかの部屋を「**増築**」するタイプの手術です。一方、「**人工股関節手術**」はひどく傷んだ母屋はもう使えないと諦めて取り壊してしまい、

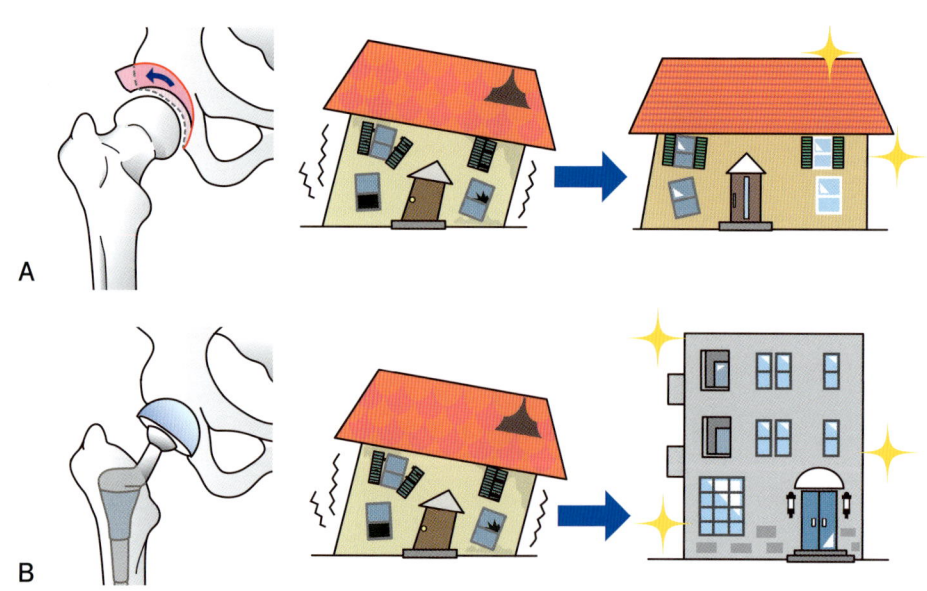

図1 骨切り術と人工股関節手術

A：骨切り手術のイメージ。
B：人工股関節手術のイメージ。

いったん更地にした後でそこに鉄骨の「**新居**」を建てるタイプの手術です（**図1**）。

　骨切り手術では、母屋はそのまま残っているわけですから無理な使い方をすると母屋が傾き、増築した部屋にも歪が生じて改築した家全体が壊れていってしまう場合があるのです。骨切り手術後年数が経つと、痛みが再発する方や具合が悪いといわれる方があるのは、このような理由からなのです。

> **Q7** 人工股関節手術で脚長差はなおりますか？　脚の長さがどんどん短くなって、歩くときにピョコピョコと揺れてしまうので、周りの人に「脚が悪いの？」と言われます。

A7 大抵の場合、脚の長さをそろえることができます。1～2cm程度ならおそらく多くの施設で長さの調整が可能だろうと思います。

　2cmを超えての矯正が必要な場合は専門性の高い、症例数をたくさん手がけている施設で手術を受けられるほうが無難でしょう。

　5cm以上になると、それまで何年間も短縮した位置でなじんでいた神経や血管を大きく引き伸ばすことになるので、習熟した専門医が執刀しないと危険です。最近流行のMIS（最小侵襲手術：後述）にこだわるあまり、極端な脚短縮のある症例にも、この手術を適用して**神経麻痺や血管損傷、血行（循環）不全**を起こしてしまったという事例は、欧米でもわが国でも少なからず報告されています。やはりMISは症例に応じて使い分ける裁量が大切でしょう。

　では当クリニックの症例をご覧ください（**写真2**）。

　20代の女性でしたが、極端な脚短縮を抱えたまま5年以上を経過して職場でとても立っていられないほど、股関節や腰の痛みが悪化していました。実長で4cm、骨盤の傾斜も合わせると約7cmの脚短縮があります！（**写真2A**）神経や血管を傷つけないように細心の注意を払いながら筋肉群も解離や剥離して徐々に緩めていくと、最終的には見事に脚長をそろえることができました（**写真2B**）。矢印で示したように脚長もそろい、骨盤の傾斜も解消されています。現在は走ることも可能ですし、結婚して無事に出産もおえられました。

　「脚長」については、非常にデリケートな問題ですので専門医に頼られるのが**賢明**だと思います。

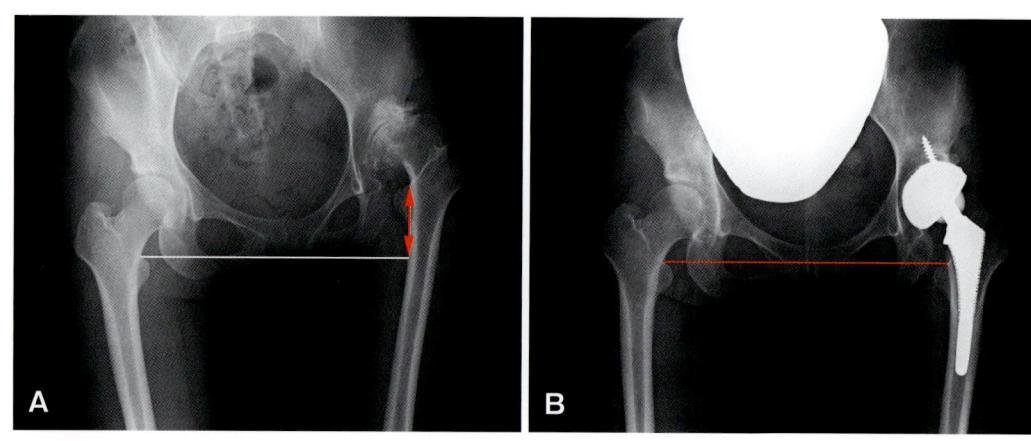

写真2 20代女性のレントゲン写真

A：術前（脚長差が7cmある）。B：術後（脚長がそろった）。

　一般に2cm以上の脚短縮をそろえると縮んでいた筋肉群も一緒に引き延ばされて、骨盤を引っ張りますので骨盤が傾きます（下がります）。そのため「**手術を受けた脚のほうが長い！**」と感じる方もおられます。この骨盤の傾きをできるだけ早く元に戻したいのですが、ご本人だけではなかなかうまくいきません。そこでセラピストの出番となるわけです。**手術後早期**に集中して股関節、骨盤全体、腰などが滑らかに動くように手入れをしてもらうと、3〜4週間で骨盤の傾きが改善していきます。ひどく傾いた症例では数カ月かかる場合もありますが、自宅で必要なトレーニングを続けると一時的に感じる脚の長さは解消されるものとお考えください。

　代表的な症例のレントゲン像をご覧ください（写真3）。

　70代の女性で、反対側にはすでに人工股関節全置換手術を施行しております。今回、非手術側の股関節の破壊と痛みがどんどん悪化したので、手術を決心されました（写真3A）。術後1カ月くらいまでは骨盤の傾きが大きく、ご本人は「新たに手術を受けた脚が長くなってしまったのでは？」と心配しておられました（写真3B）。

　けれどもリハビリを進めていくうちに、術後3カ月後には骨盤の傾きがきれいにとれて、両足の長さがピタリとそろったと大喜びされておられました（写真3C）。

　このように的確な手術を行ったうえで適正なリハビリを続けると、極端な脚長差のない、バランスのとれた歩き方を獲得することが可能になります！

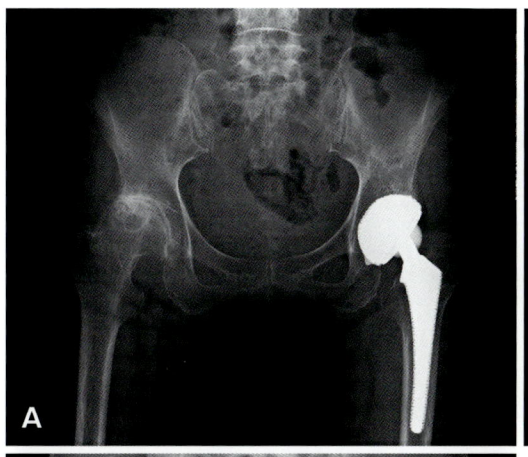
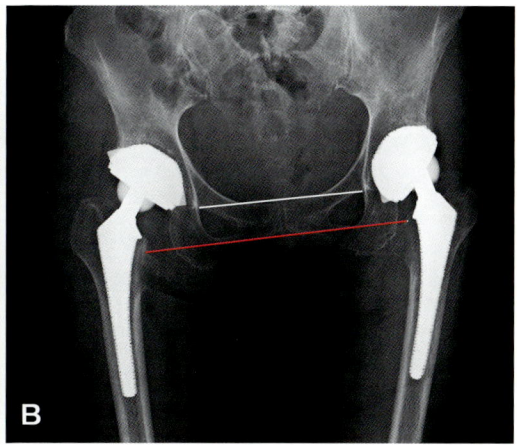
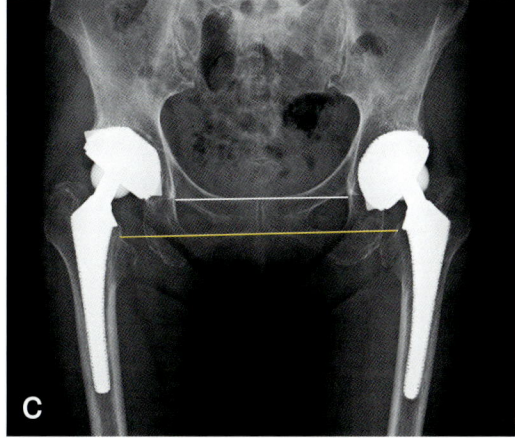

写真3 70代女性の非手術側の股関節の悪化に伴う手術

A：術前。
B：術後1カ月のレントゲン写真。
C：集中的リハビリ後のレントゲン写真（術後3カ月）。

Q8 私の場合は両側の股関節が悪くて「どちらも末期です（ひどく潰れている）」と言われました。人工股関節手術を受けるときにどちらを先に手術したほうがよいのでしょうか？

A8 両方の股関節がひどく悪くて人工股関節手術を希望される方々については「痛みの程度」「脚の長さの違い」「筋肉の萎縮の程度」などを参考に総合的に判断しています。

①痛みの程度

　左右の痛みの程度に極端に差があれば**痛みの強い側から手術**するのが原則です。手術後はどうしても手術した側の脚をかばいますので、ひどく痛い側の脚では思うように踏ん張れずリハビリに手間取る可能性があるからです。痛みの程度に大きな差がなければ以下の項目を参考にします。

②脚の長さの違い

　左右の脚の長さに差があれば**短いほうの脚から手術**するのが原則です。というのは人工股関節手術の場合、潰れた股関節を新品の人工物を使って元の位置に戻すので基本的に脚の長さは長くなります（元の長さに戻るのです）。特別な場合に長くならないように工夫して仕上げることはありますが、**逆に短くなるように仕上げるのは非常に危険**なのです。短く作ると萎縮した筋肉がさらに緩んでしまうので、関節が不安定になって脱臼などの**合併症**を起こしやすくなります。したがって、両側の手術をするならまず短いほうの手術をして、反対側より少し長めに調整しておき、次に反対側の手術をするときに左右の長さをピタッとそろえる計画が最も理に適っているのです。

③筋肉の萎縮の程度

　もし**両側の筋肉が同じ程度に痩せていれば疼痛の強い側から手術をする**のが原則です。けれども股関節の調子が悪い期間が長ければ長いほど筋肉は痩せていきますので、**痛みの程度にあまり差がなければ、筋肉の痩せている側の手術を優先する**のが通例です。というのは、人工股関節手術の後のリハビリにはかなりの筋力が要求されますので、**筋肉がひどく痩せてしまっているうえに痛みもあるとそちら側の脚で踏ん張ることが難しい**からです。

　まずは筋肉の痩せている側（例えば右側）の手術をして痛みを除いてしまいます。反対側（左側）には痛みがあるものの筋力が残っているのでなんとかリハビリをこなせるわけです。そして、痩せていた（右側の）股関節周囲の筋肉がある程度まで回復した頃を見計らって、左側の人工股関節手術を施行すれば今度はリハビリも比較的スムーズに行えるので安心です。

　最近では、一度に両側の手術を行う「両側同時手術」を手がける施設もあります。体力に問題のない方ならともかく、高齢で基礎体力が落ちているような方や糖尿病、その他の余病をお持ちの方では、手術時間が倍以上かかりますのでお勧めしません。感染症を引き起こす危険性が上がりますし、体力を消耗して思うようにリハビリが進まない場合もあります。

Q9 人工股関節手術にはどのくらいの時間がかかりますか？ 出血はどのくらいですか？

A9 施設によってさまざまですので、事前に尋ねておかれるのが賢明です。

私の場合は手術時間は 40 〜 80 分、出血量は 200 〜 300m*l* 程度です。

当然ですが、股関節の変形がひどくてさまざまな調整が必要な例では、手術時間、出血量ともに増えることになります。

後述するナビゲーションとよばれるシステムを使用する施設では、設定にも少し時間がかかりますし、いくつかのチェック・ポイントを確認しながら手術を進めますので、そのぶんだけ余分に時間がかかると考えてください。仕上がりがよいのは大前提ですが、手術時間、出血量は少なければ少ないほど、感染症のリスクや身体への負担が減るので安全性が高いといえます。

私が研修を始めた 1980 年頃は手術時間は 150 〜 180 分程度、出血量は 800 〜 1,200m*l* 程度だったと記憶していますから、人工股関節手術は技術的にも大きく進歩したと思います。

Q10 人工股関節手術にはどのような麻酔が使用されるのですか？ 手術中の音が聞こえたりしないのか不安です。麻酔から覚めるとすぐに痛みが戻ってきたりしませんか？

A10 麻酔は「**全身麻酔**」を使用している施設が多いようです。

全身麻酔の利点は、少々手術時間が長くなっても十分に対応できる点です。難点は麻酔から覚めると早い段階から痛みを感じ始める点です。術後の痛みを少しでも和らげる目的で、全身麻酔に加えて腰からの「**硬膜外麻酔**」を併用している施設もあります。腰から細いチューブを入れておき、特別な装置を使って持続的に一定期間痛みどめを追加する仕組みです。ただし、痛みどめの副作用で吐き気が続く方もありますし、アレルギーで湿疹が出る方などもあります。そのような場合には硬膜外麻酔を早めに終了します。

私の場合は「全身麻酔」を基本にしてこれに「腰椎麻酔」を併用する形です。全身麻酔といっても、全身麻酔用の薬を点滴で使用するので「挿管」という、口から喉の奥へチューブを入れて人工呼吸器を使用することはありません。
　「手術の音が聞こえると不安だ！」と心配される方が多いので、スヤスヤと眠っていただく目的で使用しています。
　私の場合、手術時間が短いので腰椎麻酔がよく効いている間に無事に手術を完了することが可能なわけです。腰椎麻酔の利点は工夫すれば痛みのない状態が長く続く点です。朝に手術をして夜まで痛みがほとんどない方が多いように思います。難点は、長時間の手術には向いていない点です。
　手術が３時間を超えて４時間にも５時間にも及ぶ場合は、基本的に全身麻酔が選択されると思います。

Q11 人工股関節手術を受ける前には自分の血液をためたりしますか？ 遠方から何度も通うのは少し不安です。

A11 手術前に自分の血液を採血して保存しておき、自分の手術のときに使用する方法を「**自己血貯血**」といいます。この手法で事前に患者さんの血液をためている施設は非常に多いのが現状です。
　最近は各種情報が比較的簡単に手に入りますので、人工股関節手術を受けるために他府県へ行かれる方も多数おられます。手術やリハビリは入院中に行われるので問題ないでしょうが、手術前に二度も三度も血液をためるために遠方に通われるのは、さぞかし大変なことだと想像されます。
　「自己血貯血」では自分の血液をためて特定の場所（輸血部）で厳重に管理し、必要なときに提供することが要求されますが、保冷庫などのトラブルや１日に外科系の多くの手術が行われる場合には「取り違え！」などのリスクも皆無とは言い切れません。
　徹底した清潔操作で血液をためる→輸血部など特定の場所で厳重に保管する→手術当日に手術場に搬入する→看護師さんが当該手術室の保冷庫に保存する→医師および複数の看護師で名前・血液型などを確認して手術に使用する…ざっと書いてもこのように煩雑な手順を要求されます。

私の場合は手術時間・出血量ともに少ないので、事前に自分の血液をためる「自己血貯血」は行っていません。煩雑な操作手順を省き、輸血ミスなどのトラブルと無縁な状況を作り上げたかったからです。もちろん、超高齢で貧血の強い方以外には普通の輸血も行いません。大阪厚生年金病院（当時）に勤務した10年あまりの期間に2,000例以上の人工股関節手術を執刀しましたが、最後の3年間は意図的に自己血貯血を行いませんでした。これがすべてうまくいきましたのでこの成功を支えに、私のクリニックでも自己血貯血をせずに1,000例以上の手術を完了しています。

　ただし、術後に生じる骨髄（こつずい）からの出血については特殊な装置を用いてご本人に戻して差し上げています。「**術後自己血回収術**」とよばれます。**人工股関節全置換手術**では、手術中だけでなく手術後数時間は骨髄組織からジワジワと出血しますので、これを回収してフィルターを通して戻すわけです。

　以上、「自己血貯血」とよばれるやり方の概要について解説しました。

　現在でも多くの施設で自己血貯血を実施しているので、実際的には「事前に血液をためますか？」「全部で何度通う必要がありますか？」と手術を受けられる施設に確認をされるとよいでしょう。

Q12 人工股関節手術を受けた後はどのようなスケジュールですか？　最近は1〜2週間くらいで退院だと聞きました。すぐに家事や仕事に戻れますか？

A12　入院期間・復職（家事を含めて）許可などは施設により大きく異なります。現在、主流を占めるセメントレス（セメントを使用しないのでこうよばれます）人工股関節では、人工股関節に自分の骨が侵入して一体になるのに一定期間（数カ月）を要します。したがって、10年くらい前には手術を受けた側の脚にいきなり全体重をかける（全荷重とよびます）ことをせずに、少しずつ慎重に踏み込んでいました。

　最近はセメントレス人工股関節のデザインが改良されたので、手術を適正に行えば手術完了時にかなりしっかりと自分の骨に固定されるようになりました。したがって、**全荷重までの期間は短縮される傾向**にあり、極端な場合は手

術の翌日から全荷重を許可している施設もあります。全荷重が早まったので、必然的に入院期間も短縮され復職も早まっています。

　全荷重・入院期間・休業期間が早まったのには別の要素も絡んでいます。増大する医療費を抑制する目的で、国は**入院期間の短縮**を各種医療機関に求め続けました。

　一定期間（一つの目安は２週間です）を過ぎると、同じリハビリや看護（血液検査・検温・食事摂取状況・便通状況・創部（そうぶ）状況など体調をチェックする）を行っても、医療機関が国に請求できる金額を大幅に下げたのです。この影響を受けないように、医療機関側はあらゆる手段を講じて入院期間の短縮を図りました。ただし、安全性が最優先事項であることはいうまでもありません。

　けれども、「早期退院」「早期復職」にこだわるあまり、回復がやや不十分な状態で家庭や職場に戻ると、万が一の事故につながる危険性は否定できません。この点にも十分な配慮をして１カ月以上の入院期間や３カ月程度の休業期間を勧めている施設もあります。

　私の場合も似たような立場をとっています。

　最近では80歳以上の方であっても、私の手術を受けた後、杖も使わずにスイスイと歩いてくださる場合が多いので、「患者さん方の年齢だけで一概に術後の回復ぶりを予想できないだろう」とは思っています。

　けれども、**ご高齢の方々**の場合は活動性が低めですので、やはり**股関節の痛みが取れて動きやすくなる**ことが第一目標になると思います。

　これに対して**30～80歳くらいの元気そのものの世代**の方々では「元のようにきれいに歩きたい！」「周りの人に『脚が痛いの？』とか気を使われたくない！」と望まれることが多いので、私のクリニックではこれにお応えすべく短時間で適切な手術を終えた後は、たっぷりと時間をかけて股関節のリハビリを頑張っていただきます。

　手術前には痛みのため脚をかばって引きずるような歩き方をしておられますので、１週間や２週間のリハビリだけで自宅へ退院されると、どうしてもこの悪い歩き方の癖が残っている方がおられます。このような方はしばらくすると再び滑らかさに欠けるぎこちない歩き方に戻ってしまう場合があるのです。

　したがって、私のクリニックでは入院期間は（３～）４週間です。デスクワークであれば退院後すぐに復職可能です。長時間立っていたり動き回ったり重量

物を運搬する仕事の場合は、退院後2〜4週間の準備期間を定めて、安心して復職していただけるように指導しています。結局、**手術後早期**に3〜4週間かけてしっかりと「**きれいな、無駄のない歩き方**」を身につけてしまったほうが、後になってまた別の施設でリハビリを再教育してもらうのに長い時間を要するよりも賢明であると思います。

> **Q13** 人工股関節手術を受けても10年くらいしかもたないと聞きました。**耐久性**はどのくらいですか？ まだ40代なので**再手術**のことが気になって手術を受けることを躊躇してしまいます。

A13 まず耐久性ですが、10年以上前までは多くの施設で「人工股関節の手術後、10年ほどすると場合によっては入れ替える（再置換手術）必要が出てきます」と説明していました。けれども、人工股関節の品質自体が大きく改良されて**耐久性は飛躍的に向上**しています。したがって、適正な手術・リハビリが行われて、大きな事故などなく、挿入された人工股関節（インプラント）を大切に扱っていただければ、20年でも30年でも使用することが可能な時代に入っています。

　私が大阪大学附属病院で手術をした多くの方々は、20年以上を経過しても人工軟骨も大きく擦り減ったりせずに、快適な生活を楽しんでおられます。慎重に経過を観察していますが、このまま節度のある生活を続けていただければ、おそらく30年を超えても変わらず使用していただけると思います。

　さらに付け加えますと、人工股関節の入れ替え手術のことを**再置換手術**とよびますが、これには**さまざまな種類**があるのです。

　人工股関節全置換手術は基本的に**ソケット、ステム、ヘッド、ライナー**という**4つの部品で構成されています**（写真4、図2）。

①ソケット：骨となじみやすい（親和性の高い）合金でできています。コバルト・クロム（写真4A）やチタン（写真4B）が代表的ですが、最近ではレアメタルなども使用されています。

②ステム：ソケットと同様に合金でできています。

③ヘッド：大腿骨頭の役割を担います。合金やセラミックスが使用されます。

④ライナー：人工軟骨の役割を果たします。擦り減りにくいように特殊な処理をされたポリエチレンが主に使用されますが、セラミックスや合金なども使用される場合があります。

骨盤（臼蓋）と大腿骨にうまく部品を埋め込みながら、痛みもなく滑らかに動かせるように作り上げていきます（**写真5**）

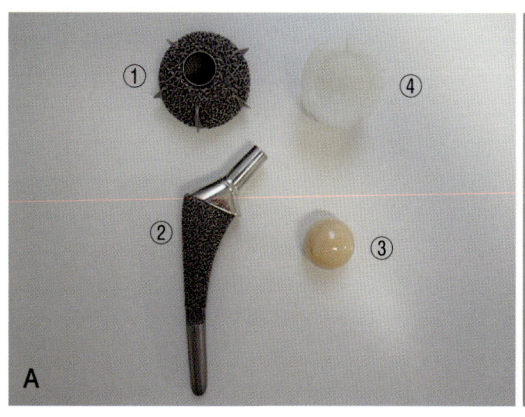

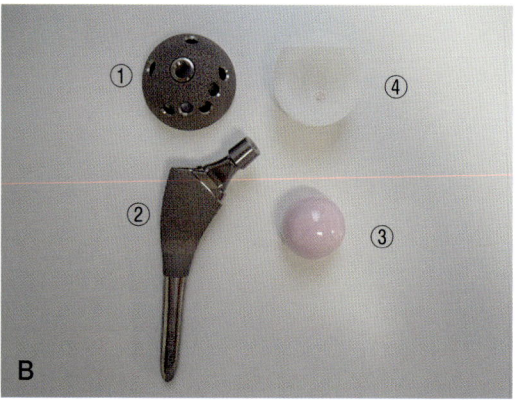

写真4　人工股関節全置換手術の部品

A：コバルト・クロム製。B：チタン製。
①ソケット、②ステム、③ヘッド、④ライナー。

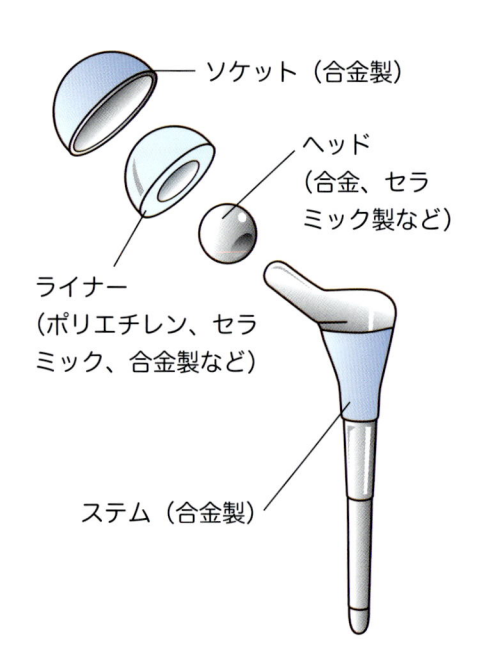

図2　人工股関節全置換手術の部品の素材

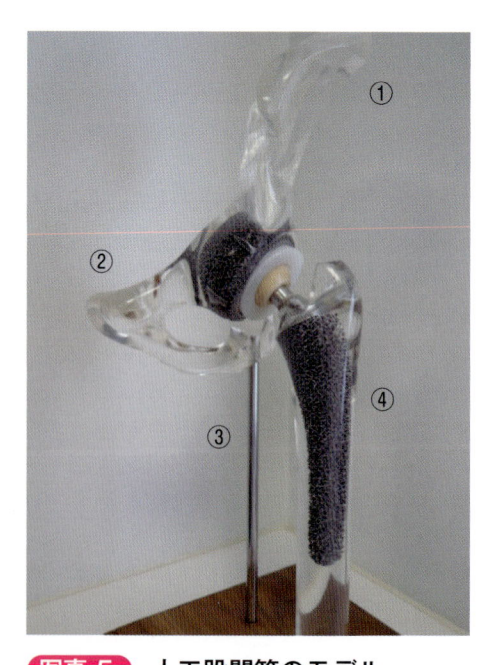

ソケット（合金製）
ヘッド（合金、セラミック製など）
ライナー（ポリエチレン、セラミック、合金製など）
ステム（合金製）

写真5　人工股関節のモデル

①腸骨、②恥骨、③坐骨、④大腿骨。

デザインはさまざまで、現在使用可能なものは細かく分けると100種類以上あります。国産の製品もありますが、欧米の製品が大多数を占めています。どのデザインの人工股関節を用いるかについては、わが国では各施設の股関節専門医が使用機種を決定することが多いと思います。実際にはすべての方に同一のデザインのものを使用することは困難で、骨の形状に応じて適切なデザインの人工股関節を選択しています。

　例えば**写真6**の症例では、大腿骨の骨髄部分に十分な広さがあるので（**写真6A**）、ご覧の人工股関節をうまく挿入できています（**写真6B**）。けれども次の**写真7**の症例では、大腿骨の骨髄が極端に狭いので先のデザインの人工股関節は使用できません（**写真7A**）。そこで特別なデザインの人工股関節でうまく対応するわけです（**写真7B**）。

　これが初回人工股関節全置換術（**THA**）の概要です。

　さて、本題の**再置換**についてですが、この**全部品を取り換えねばならない場合は大がかりな手術になることが多く、術後のリハビリにも時間がかかります**！　この全部品交換の手術が大変であるという話が先行して、皆さんが再手術を怖がられるわけなのです。

　けれども専門医による**定期検診**さえきっちりと受けておられれば、4つの中の**1つだけの部品交換**ですむことが多いのです。

　10年あるいは20年以上を経過して「人工軟骨」だけが摩耗した状態であ

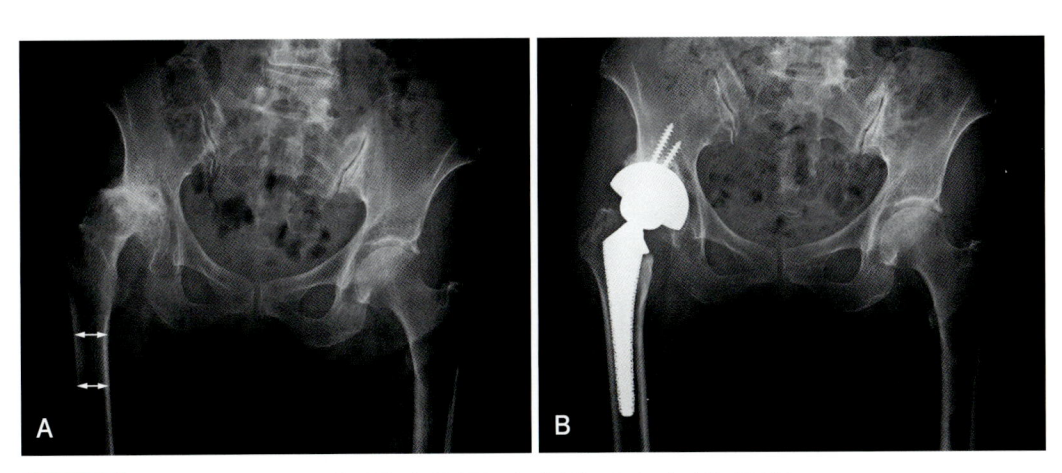

写真6　人工股関節全置換手術を施行した症例のレントゲン写真

A：大腿骨の骨髄腔（⇒）に十分な広さがある。
B：人工股関節挿入後。

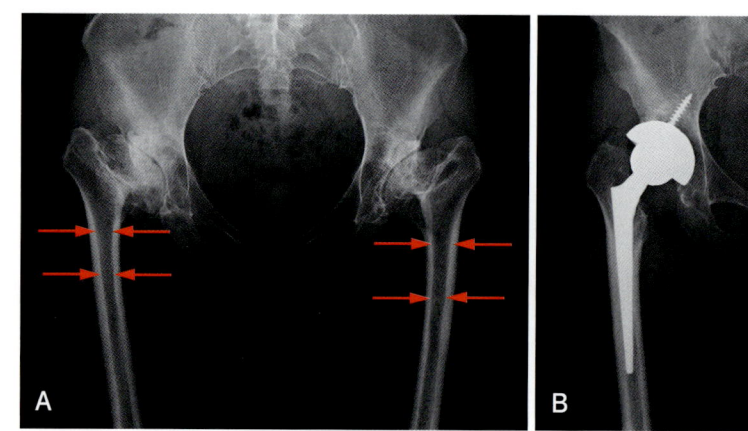

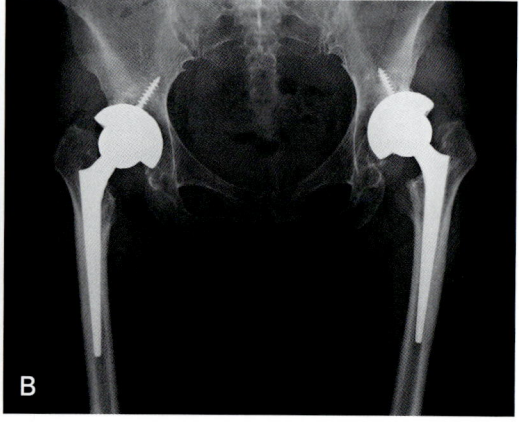

写真 7 大腿骨の骨髄腔が極端に狭い症例のレントゲン写真

A：写真 6 と同じデザインの人工股関節は使用できない。
B：特別なデザインの人工股関節を挿入。

れば、この「人工軟骨」の交換だけですむので、極端にいえば再手術後 1 週間程度で退院することすら可能なのです。

　人工股関節に「緩み」という不具合が出る場合には、まず**ライナーとよばれる「人工軟骨」が最初に摩耗してだめになる**ことが圧倒的に多いのです。残念ながら、この段階（早期）では患者さんには痛みやその他の症状はほとんどありません！ これがやっかいな点なのです。

　痛みや違和感などが少ないために、摩耗が進行している状態であるのに早期には意外に放置されたり見逃したりされがちなのです！ 摩耗が相当進むと人工軟骨に対する異物反応が起こり、ほかの部品の周りの骨（骨盤・大腿骨）が溶け始めてガタガタになり、ついに痛みが出始めます！（虫歯がグラつくと痛みが出るのと同じです）その段階まで進んでしまうと結局、4 つの部品すべての交換が必要になるのです。要は「調子が良いから…」と油断せずに必ず**年に 1、2 回程度は専門医の定期検診**を受けられることが重要です。

　例えていえば、自動車を購入して調子よく走っているからと途中から車検や定期点検を無視していると、自動車のさまざまな部品がだめになり、結局新車に乗り換えねばならなくなるのが、定期検診を怠ったために 4 つの部品の全交換を要する人工股関節の再置換手術です（図 3A）。

　これに対して車検や定期点検をきっちりと受けておられる方の車は、エンジンオイルやタイヤなどの必要部品の交換だけですむので、結果的には長持ちし

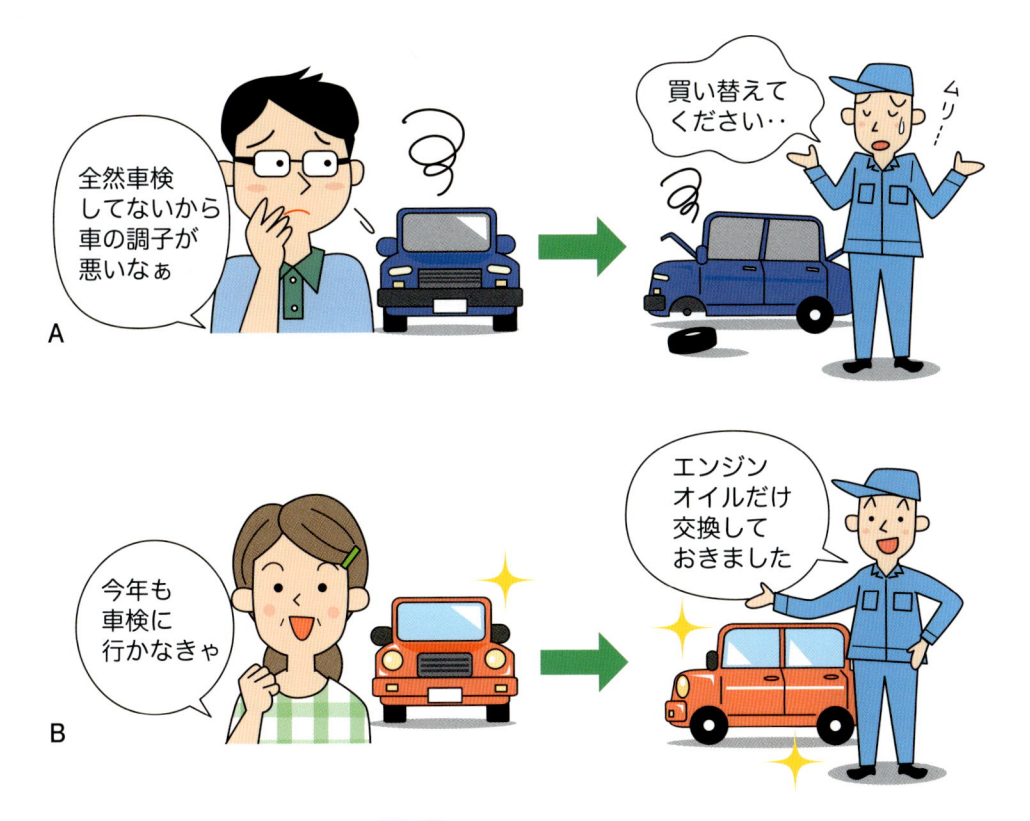

図3 定期検診の重要性

欠かさず定期検診を受けていれば部品交換が少なくてすむ。

ます。これが欠かさず定期検診を受けておられたおかげで、1つの部品交換だけですむタイプの再置換手術です（図3B）。

　決して再手術を怖がられる必要はありません。**手術を受けられる方が人工股関節を大切に慈しむように扱い、きっちりと定期検診を受けておられれば、耐久性についても再手術についてもご心配には及びません。**

　いくつかの代表的な症例をご覧ください。

　まず経過を観察中の「著明な摩耗」のある方です（写真8）。

　40代の女性ですが、アメリカで手術を受けて20年が経過しています。股関節正面のレントゲン像（写真8A）は専門医でないと摩耗を見落としてしまうかもしれません。というのも、この段階でもご本人は両側の股関節に痛みはもちろん、違和感などもまったく訴えられません…。

　けれども、側面から撮影すると摩耗は一目瞭然です。摩耗がなければ、ソケットの中央にあるべきはずの人工股関節のヘッドの部分が摩耗したライナーの側

第Ⅰ章　初級編　股関節Q&A 手術に関する質問　37

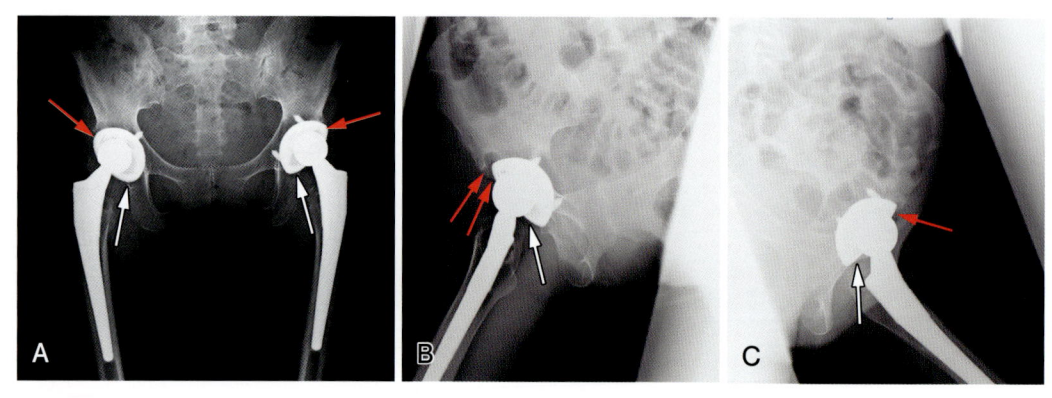

写真8 40代女性―術後20年経過し著明な摩耗のあるレントゲン写真

A：わずかな摩耗がみられる。
B、C：側面像。ヘッドがライナーの上側に移動している。特に片側が炎症（異物）反応によって骨が溶け始め骨の端が黒く欠損している（B）。

に大きく移動しているのがわかると思います（**写真8B、C**）。赤色の矢印で示した長さのほうが、白色で示した長さより明らかに短くなっています！ この赤色の矢印の部分は体重を支える役割を担っていて、この部分が擦り減っているのです。

　特に片側では臼蓋の一部の骨が炎症（異物）反応によって溶け始めて、骨の端が黒く欠損しています（**写真8B**）。**まだ骨の一部分だけが溶けている状態**なので痛みがないのですが、**本来なら、この段階で再置換をされるのがベスト**です。この骨が溶ける現象がさらに進んで、臼蓋の広い範囲が溶けてしまうとソケット自体がグラグラとグラつき始めて、痛みを感じるようになります。

　痛みが出てきて自分でも「何かおかしい？ いままでの調子とは違う！」と気づいたときには、自分の骨も大きく傷んでしまっています！ したがってライナーだけでなくソケットの交換も必要ですし、溶けてなくなってしまった骨の部分を、自分の骨や人工骨を使って補填・補強する必要があります。これは**かなり大がかりな再置換手術**になります。本来なら部品交換の手術をお勧めするのですが、現在も海外に在住でめったに帰国されませんので、当面は経過を慎重に観察しています。

　次いで摩耗を確認して部品交換だけですんだ方々です（**写真9**）。

　当クリニックで再置換を施行した2例をご紹介します。それぞれの方は、定期検診を欠かすことなく6カ月ごとに来院されていました。

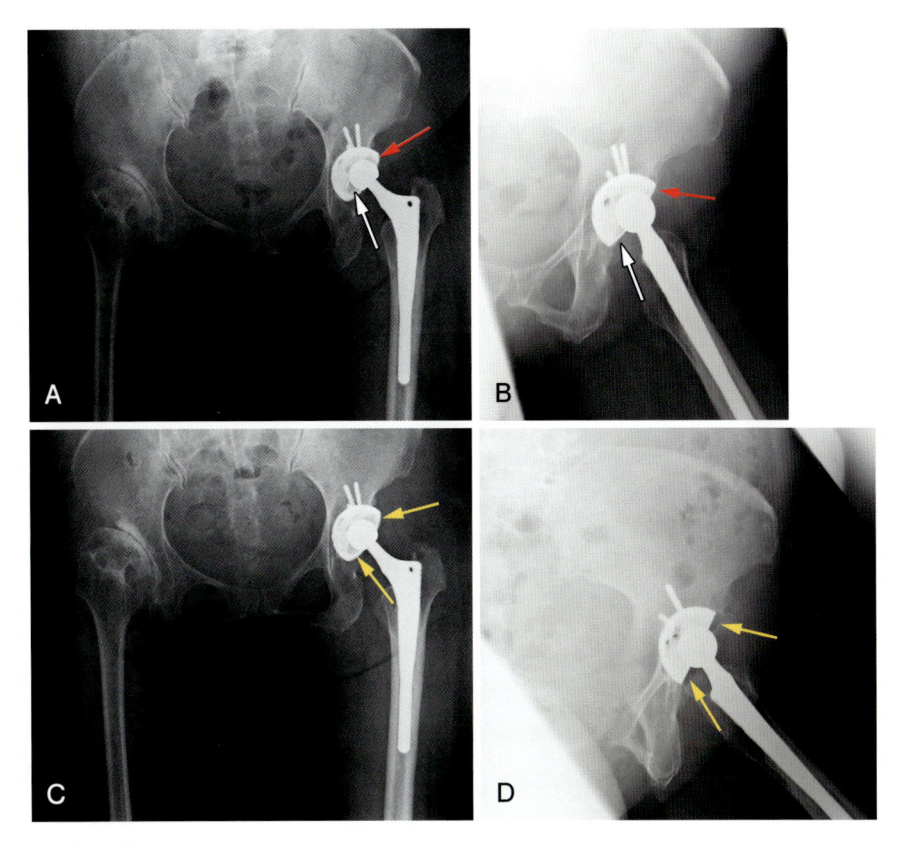

写真9 60代女性─術後20年以上を経過

A：正面像。
B：側面像。
C、D：術後レントゲン写真。

　60代の女性で術後20年以上を経過していました。正面像と側面像ですが、摩耗は明らかです（**写真9A、B**）。**赤色の矢印で示した部分が反対側（白色の矢印部分）より明らかに短くなっています！** 痛みはまったくありませんが、少し違和感が出始めていました。「いま、部品交換をしてもらうとまた20年以上使えるでしょうか？ それなら90歳まででも使えそうだし体力に自信のあるいま、部品交換をしてください！」との申し出を受けました。

　臼蓋や大腿骨など骨の部分は溶けたりせず傷んでいませんので、ライナーだけの部品交換が可能です。術後はご覧のとおりヘッドが真ん中の位置に戻ってきました（**写真9C、D**）。**黄色の矢印で示した部分は上下どちらの側も同じ長さになっています！ 摩耗は解消されました！**

　次は**60歳の女性で術後20年**です（**写真10**）。この方も痛みはありませ

第Ⅰ章　初級編　股関節Q&A手術に関する質問　39

んでしたが、違和感を訴えられました。正面像と側面像でライナーの摩耗は明らかです（写真10A、B）。先の方と同様に「体力に自信があるうちに部品交換をしていただけませんか？」と自ら申し出られましたので、部品交換の再置換手術を施行しました。もう役には立っていない余分なネジ（スクリュー）は、抜去してライナーだけを交換しました。ご覧のとおり、術後はヘッドが真ん中の位置に戻ってきました（写真10C、D）。

　お二人とも手術は1時間ほどで完了し、翌日には離床、1週間でかなりきれいに歩けるまでに回復されていました。

　お二人から得られる教訓は少なくとも2つあります。まず、ライナー部分が摩耗してもほとんど痛みがないので「摩耗が生じ始めても痛みはあまり参考にならない！」という点です。そして欠かさず定期検診を受けていたことで、

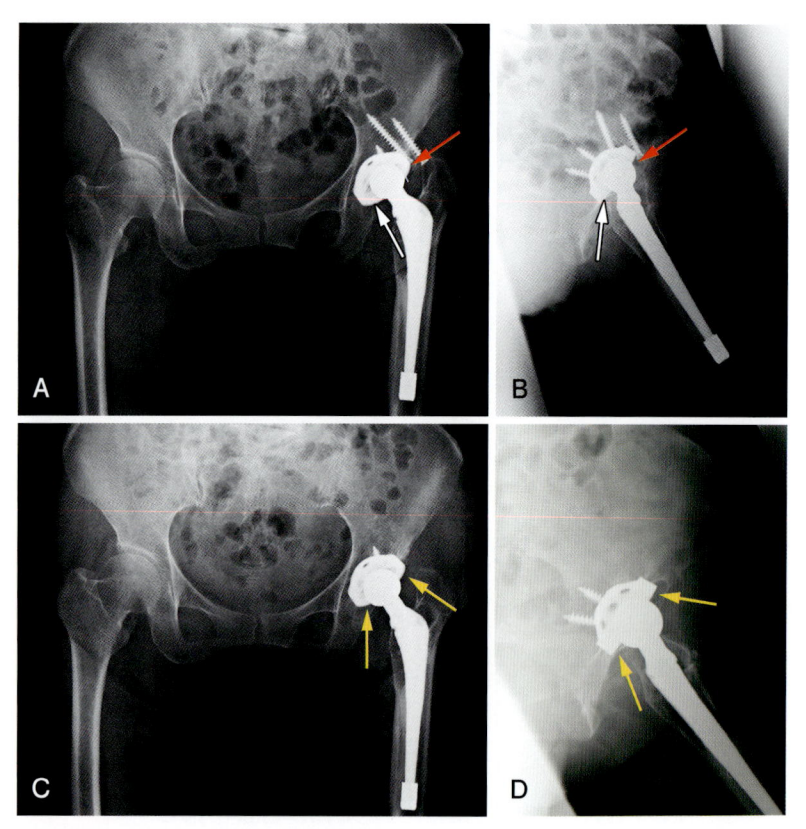

写真10　60代女性―術後20年
A：正面像。
B：側面像。
C、D：術後。ヘッドが中央に戻っている。

専門医と綿密に相談ができて適切な再置換手術の時期が選べたわけですから「専門家による定期検診を怠らないことの重要性！」をご理解いただけると思います。

最後に本格的な人工股関節再置換手術の症例をご覧ください（写真11、12）。

まず70代の男性です。術後10年を超えた頃からほかの病気の調子が悪く数年間、定期検診にお越しになれずブランクがありました。術後は絶好調だった股関節に「嫌な痛みが出て、脚を引きずるようになった！」と5年ぶりに来院されましたが、人工股関節の全部品が傷んでいました（写真11）。臼蓋の骨が溶けて人工股関節はひっくり返りそうなほど傾いてしまいました（写真

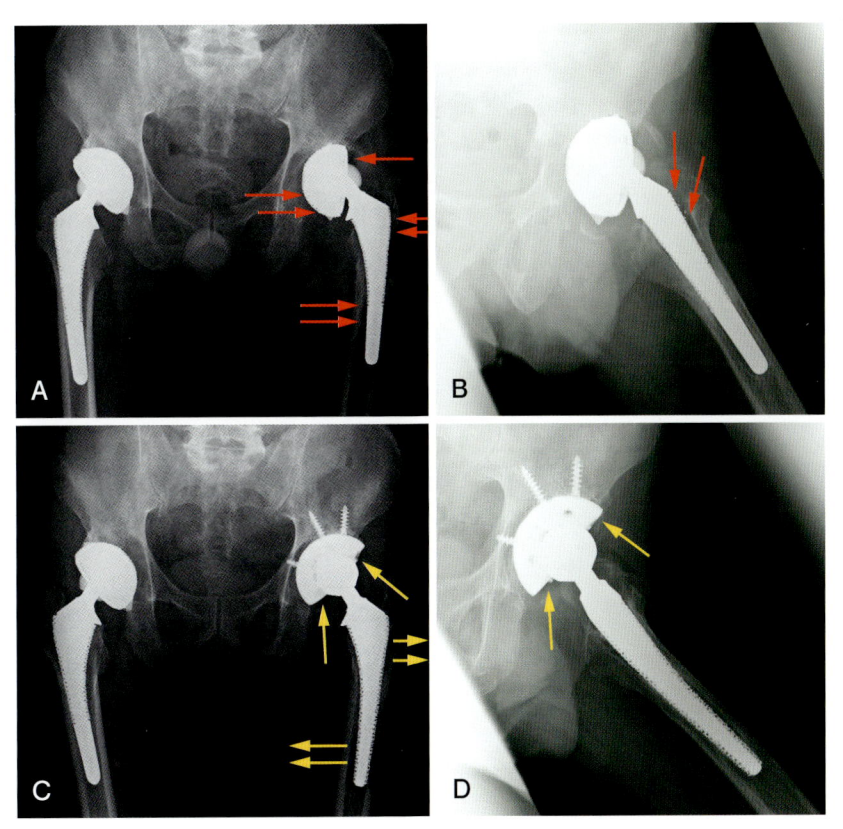

写真11 70代男性─本格的な人工股関節再置換手術の症例

A：臼蓋の骨が溶けて人工股関節が傾いてしまっていた。
B：大腿骨も溶けて人工股関節がグラついていた。
C：術後。傾きが戻った。
D：上下の人工軟骨の厚み（ ⟶ ）も均等になった。

11A)。大腿骨の骨も溶けて人工股関節はグラついていました（写真11B）。赤い矢印で示した黒く見える部分は骨が溶けてしまっている状態です。

　やむを得ず、**すべての部品を新しいものに取り換える再置換手術**を行いました（写真11C、D）。ソケットやステムの傾きが元に戻りました（写真11C）。またヘッドも中央に戻り、上下の人工軟骨の厚み（黄色の矢印）も均等になりました。骨が溶けて弱くなってしまった部分が何カ所もありますから、集中的にリハビリを行いましたが、しっかりと歩けるまでに回復されたのは約4カ月後のことでした。

　次は60代の女性です（写真12）。調子がよかったため5年近く定期検診をキャンセルされていましたが、痛みが出始めたのであわてて来院されました。ライナーの摩耗だけでなく、ソケット周囲の臼蓋の骨に斑状に溶解像がみられ

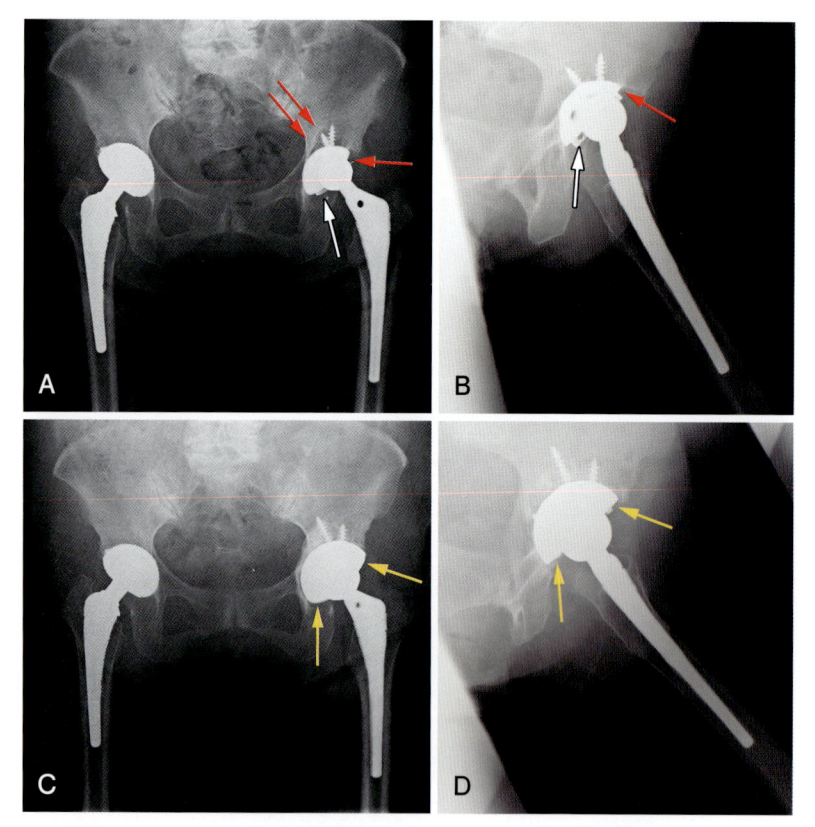

写真12　60代女性─定期検診を5年休んでいた症例

A：骨が溶けてしまっている（2本の赤い矢印）。
B：ライナーの摩耗も著明。
C、D：ソケット、ライナー、ヘッドを交換した。

ます。**2本の赤い矢印で示した場所は骨が溶けてしまっている**のです（写真12A）。**ライナーの摩耗も著明**です（写真12B）。こうなるとライナーだけの部品交換ではすみません。溶けてしまった部分に骨を補填して**ソケット、ライナー、ヘッドを交換**しました（写真12C、D）。ようやくヘッドが真ん中に戻ってきました。けれども、しっかり歩けるように回復されるまでには約3カ月を要しました。

このお二人からも教訓を得ています。

「人工股関節全置換手術後は、どんなに調子が良くても定期検診を怠ってはならない！」

痛みが出たときには、ライナーとよばれる人工軟骨だけでなく、骨まで傷んでしまっている場合が多いので再置換手術は大規模になり、手術前の元気な姿に戻るのには、かなりの期間を要することになります。

Q14 人工股関節手術を受けると感染が怖いと聞きました。無事に退院すればその後は特に心配がないのでしょうか？

A14 答えはノーです。もちろん、手術中や手術後間もない時期が一番危険ですが、手術後1年以上を経過しても感染の危険性は皆無にはなりません。このことを十分にご理解ください。手術後十分な時間が経過した後に生じる感染症のことは「**遅発性感染**」とよばれています。人工股関節はどんなに素材がよくなっても、あくまでも人体の組織とは異なる異物です。それ自体が生きているわけではないので、外敵（細菌）から身を守るすべを持ち合わせていません！

では誰が守らねばならないのでしょうか？

ご自身の身体の一部になられたのですから、手術を受けられたご本人が感染から人工股関節を守ってあげるしか方法はありません。つまり、**普段からの体調管理**が非常に大切なのです。人工股関節の感染は、ひとたび起こってしまうとそう簡単には治せません。早期に発見されて感染源の細菌にいろいろな抗生物質がよく効く場合以外は**治療には長期間を要します**。最悪の場合はせっかく調子よく使えていた人工股関節をいったん抜いてしまわねばなりません。しか

も、細菌を完全に根絶やしにできるまでの数カ月間は次の人工股関節を入れるわけにもいかず、股関節はブラブラ状態のままです。松葉杖や車いすでの移動を余儀なくされるので、家庭でも職場でも大変な不自由を味わうことになります。

　コントロール不良の糖尿病がある方、各種膠原病などの治療にステロイド剤などの免疫抑制剤を使用中の方などは、感染症に巻き込まれる危険性が特に高いので要注意といえます。そのほかにも**高齢**の方、**肥満**の方、何度も股関節にメスの入っている**複数回手術**の方などについては、十分な注意が必要とされています。

Q15 人工股関節手術を受けると生活に制約がつく、動作が制限されると聞きました。本当なのでしょうか？

A15 これは患者さんの個体差の影響が大きく、即答はできかねます。例えば、股関節の硬さや腰の硬さの影響も強く受けます。

　また、それ以外にもご自身の身体の特徴、例えば上肢（腕）の長さ、下肢（脚）の長さなどの影響も受けます。

　手術前に股関節の動きが悪くてガチガチの方々には、思い切りリハビリを頑張っていただく必要があるのですが、このような方々の場合は、基本的に**動作や生活に大きな制限はつきません**。その代わりに腰のやわらかい動きが要求されるのですが、腰も硬い場合にはマジックハンドなどの補助具を使用されるのが安全です。

　逆に、手術前に股関節の痛みはひどくても曲げたり、広げたりの動きはよく残っている方々には、一部の動作に制約がつくと考えてください。極端な姿勢をとり続けると「脱臼」や「摩耗」の危険性があるからです。

　ここで「人工股関節手術の侵入法」について要点だけを説明します。

　古典的な侵入法は股関節の後ろ側からメスを入れる「後方」または「後側方」侵入法で、人工股関節手術全体の**80%**を占めます。創は太ももの外側（〜後方）にありますが、深い部分では後方から股関節に侵入して人工股関節置換手術を完成させます。最近では侵入する際に切り離した筋群の一部を閉創の際に、も

う一度縫い合わせて補強する方法も発達しています。このような工夫を加えて脱臼リスクの軽減を図っているのです。それでもこの侵入法で手術を受けた方はやはり後方部分は弱いので、後方脱臼のリスクがあります。**股関節を「極端に深く曲げる」「股関節を内に入れながら内にねじる」動作は後方脱臼を誘発**するので非常に危険です。自身の胸と脚（膝や太もも）がグッと近づく動作だと思ってください。

　もう一つの侵入法は前方侵入法で、最近少しずつ増えて全体の **20%** ほどになりました。この手法では股関節の前方部分を切り開いて人工股関節を挿入しますので、術後は前方部分が弱く、前方脱臼には注意が必要です。**股関節を「極端に伸ばす」「股関節を外にねじる」動作は前方脱臼を誘発**するので非常に危険です。仰向けに寝ていて不用意にヒョイとお尻だけを挙げる、立っていて上体だけを手術した脚とは反対側にねじるなどの動作だと思ってください。

　最近では人工股関節手術の侵入法が多様化しており、どんな患者さんにもまったくといっていいほど、制約や制限をつけない施設もあります。ただし、これは「脱臼」という合併症の観点からの指導です。正直に申し上げて、仮に**脱臼しなくても**悪い姿勢での動作を反復して続けていると、人工股関節の部品どうしがぶつかり合って**比較的早く部品を傷めて**しまう怖れがあります。制約や制限をつけない施設では、新しい手術法で行った方々の追跡期間が短いので20年あるいはそれ以上の期間、絶対に摩耗することなく乗り切れるという保証はありません。

　私の場合は、**一部の動作**についてはある程度の制限や制約を設定しています。ほとんどすべての動作ができるように人工股関節を設定するのですが、動作によってはこのように行ってくださいという「工夫」がいる！ というのが正確でしょうか。

　正座は可能ですし、畳の上での寝起きも可能です。乗用車はもちろん自転車にも乗れます。スポーツでいえばゴルフやテニス、卓球などの球技には全員が戻っておられます。あまりお勧めはしませんでしたが、スキーやバレーボール、パラグライダーを楽しんでおられる方々もあります。このレベルまでくると、最後は自己責任ともいえるかと思います。

　股関節外科医として、私は人工股関節を適正に入れることに全力投球してきました。まるで手術を受けられる方々の股関節に新たな命を授けるような真剣

な向き合い方をしてきたと自負しています。当然ですが、人工股関節手術を完了すればそれですべて終わりというわけではなく、むしろそこから一生のお付き合いが始まるくらいの覚悟で参りました。

　ご自身の人工股関節を20年以上にわたり、うまく使っておられる方々には頭が下がる思いで一杯ですが、この方々は基本的に**節度のある生活**ぶりが特徴ではないかと感じています。長年にわたり、ご自分が苦しんでこられた股関節に新しい命を授かったと考えていただければ、自然にその**人工股関節を慈しみ大切に使う**という気持ちが湧いてこられるのではないでしょうか？　ご自身にとってかけがえのないパートナーを得られたわけですから…。

　ですから私はまったく制約や制限をつけないやり方は踏襲しません。私も責任をもって最善を尽くして高品質の人工股関節をお入れするので、皆さんには十分な自覚をもって大切に使っていただき、「**安全で快適な生活**」を少しでも長く楽しんでいただきたいと願っています。

Q16　「軟骨がほとんどなくなってしまった末期股関節症の状態です」と言われ、現在は歩くときにひどく身体が揺れています。人工股関節手術を受けると治りますか？　以前のようにきれいに歩きたいのですが…。

A16　治ります！　ただし、手術の翌日からというわけにはいきません。ひどく揺れながら歩く姿を「跛行（はこう）」とよびます。
早くきれいな歩き方に回復するためにはいくつかの条件が必要です。
　手術前の股関節周囲の筋力や股関節の動きが比較的よい状態であること、体重が比較的軽いこと（背も低く全体に華奢な方が最も有利です）、専門性の高いリハビリを集中して受けること。

　以上がそろっていると、少なくとも手術後3カ月以内には手術前のひどい揺れが嘘のように消えて、きれいに歩くことが可能になります。手術前の状態がかなり悪くても、体重が重くても、**質の高いリハビリ**さえ受ければ6〜12カ月くらいと少し時間はかかっても、きれいな歩き方を獲得されています。

　問題は手術前に左右の脚の長さが極端に違う場合です（**Q8**参照）。短くなっ

てしまっている脚の長さを伸ばして左右のバランスをとるのですが、これにも限度があります。したがって、左右差が残っている場合には「補高」といって靴の底に入れるインソールを作製します。室内で使用できるタイプのものも作製可能です。

　ご自分でチェックしてみる場合には、手術した側の脚で何も持たずにしっかりと片脚立ち（「片脚起立」とよびます）ができるかどうかを確かめられるのがよいでしょう。

　まず元気なほうの脚だけで立ってみます。手術した側の脚の太ももをできるだけ高く挙げてください。普通はグラグラとはしませんね。

　次に手術した側の脚だけで立ってみます。元気な側の脚の太ももは高く挙げてください。この場合でも、グラつかずに立てれば股関節の周りの筋肉がかなり回復して、きれいな歩き方の準備が整ってきていると考えてくださってけっこうです（図4）。

　お風呂上がりにでも簡単にできますので、立ち鏡の前で試してみてください。

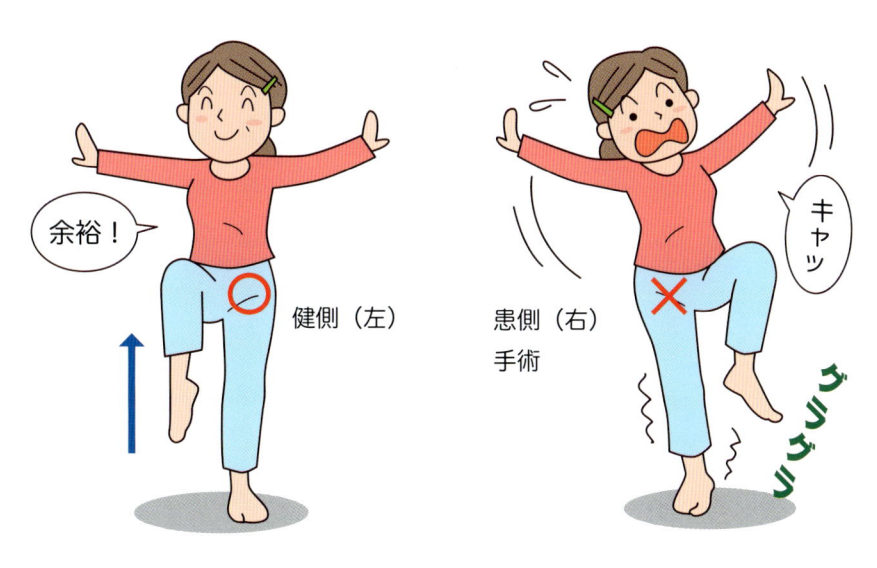

図4　片脚起立

Q17 MISとかナビゲーション手術という手術法があると聞きました。実際はどんな手術ですか？ 難点などはないのでしょうか？

A17 「MIS」とは**「最小侵襲手術」の略**です。実はこの言葉は途中から独り歩きしてしまい、単に「創口の大きさが小さい手術」と誤解されている様子です。

　この言葉を提唱した方は「手術を受ける方の身体への負担を最小限にするように工夫する手術」という意味で使われたのですが、一般の方々にうまく伝わらなかった節があります。

　この手術方法を理解するのには20〜30年くらい前の人工股関節手術と比較するのがよいでしょう。当時は人工股関節手術の創口の大きさは約20〜30cmくらいはありました。手術を執刀する先生方も創口の大きさには無頓着なようにみえました。皮膚を20cm以上切った後は股関節に向かって深く侵入していきます。このときに視野の妨げになる筋肉群がありますが、これらは基本的に切り離していました。

　そして、最終的に関節を包み込んでくれている「関節包（ほう）」という弾力性のある袋状の組織を露出して、これを大きく切除して股関節に到達していました。その後はさまざまな特殊器具を用いて、股関節の骨を切ったり削ったりして人工股関節（インプラント）を挿入していたのです。現在でもこの手法を踏襲しておられる先生方は相当数おられます。

　ただ、**Q12**でも述べたように、最近では欧米でも日本でも入院期間やリハビリ期間を短縮する方向ですから、**筋肉などへのダメージが少なければ少ないほど疼痛も少なく歩行能力の回復も早いだろうとして考案されたのがMIS**なのです。

　筋肉や腱をできるだけ切らずに筋肉と筋肉の間を割って入ったり、筋肉や腱をいったん切離（せつり）しても、後で再度縫い合わせたり、関節包も大きく切除せずに一部は修復したりする技術を導入してMISが発達しました。これに合わせて小さな創口（6〜8cm）でも、なんとか視野を確保できるように手術器具にもさまざまな工夫がなされたのです。

ただし、**すべての患者さんにこの MIS を適用するのは危険！** です。股関節の変形が著しい方、すでに何度も股関節にメスが入って組織の癒着が疑われる方、高度の肥満のある方などに無理やり MIS を適用すると重大なトラブルにつながりかねません。

米国ではわが国より先行して MIS が施行されましたが、相当数のトラブルが発生したために見直しの時期に入りました。検証の結果、米国の股関節外科医（専門医）の約半数が MIS による重篤な合併症を経験していました。「脱臼を繰り返す（反復脱臼といいます）」「神経が麻痺して脚が動かなくなる」「大きな血管を傷つけて大出血を起こした」などです。これではとても「最小侵襲手術」とはよべません。本来、MIS に向いていない方々にまで適応を拡大したからでしょう。

したがって、**「MIS については症例を選んで行っています」という対応をしている施設が安心できる**と思います。

私の場合はあえて自分の手術を MIS とはよびませんが、実際にはこれに近いと思います。**痩せている方なら創口は 10cm** ほどですし、一部の筋肉は温存したまま、あるいは再縫着（ほうちゃく）して組織の修復が早まるように工夫しています。創口の大きさは先輩たちの時代の半分以下ですし、**皮膚表面は縫わずに、皮下ぎりぎりの真皮とよばれる部分を丁寧に縫い合わせる（真皮縫合（ほうごう））ので抜糸は不要**です。手術を終了するときに貼ってある**テープを 3〜4 日**で剥（は）がしてすぐに**シャワー浴を開始する**ことができます。

術後の創部（そうぶ）の写真です（**写真 13**）。昔のように抜糸をしませんので傷跡は

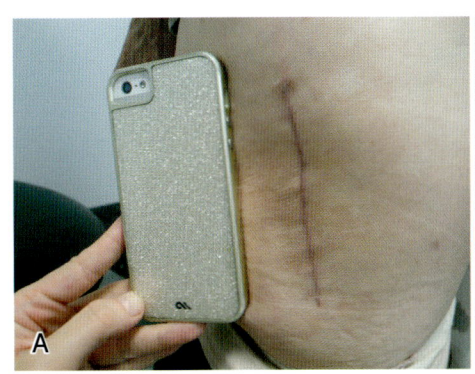

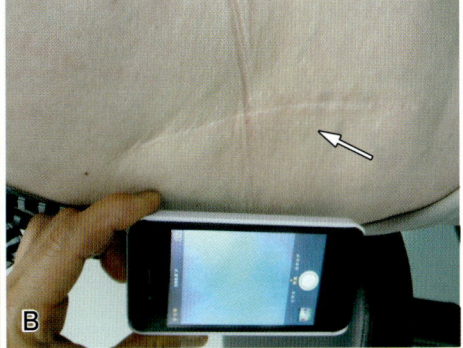

写真 13 術後の創部

A：術後 1 カ月。スマートフォンとほぼ同じか小さいくらいの傷。B：術後 12 カ月。

一本の線のようになり、ケロイド体質でなければほとんどわからないように治られる方々もおられます。**大抵の場合はスマートフォンとほぼ同じくらいかそれより小さいサイズで仕上げています。**写真 13A は術後 1 カ月の創、写真 13B は術後 12 カ月での創の様子です。

> **Q18** 小さいときに股関節脱臼があり治療を受けたと両親から聞きました。現在は変形性股関節症になり専門医にかかっています。この「先天性股関節脱臼」という病気は遺伝するのでしょうか？ 子どもたちが心配です。

A18 たしかに私のクリニックでも親子や姉妹、いとこ同士など血縁関係にある（臼蓋形成不全に続発した）変形性股関節症の方々を何組も検診しています。手術をすまされた方々も相当数おられます。

　したがって、遺伝の要素は無視できませんが、いわゆる遺伝病とよばれる生まれつき運命が定まってしまう病気とは異なります。原因遺伝子については、米国やわが国で現在も研究調査が進められていますが、例えばわが国の理化学研究所は特定の遺伝子の関与を発表しています。結局のところ、**変形性股関節症は先天的な素因**（多因子遺伝病）と（加齢、肥満、活動性、過負荷など）**後天的な要素**（生活習慣病）との相互作用によって発症するものと考えられていますので、ご自身の努力や工夫で軽減できる要素にはしっかりと取り組まれるようにお勧めします。

　子どもさんたちについては、レントゲンも含めて診察をさせていただければ適切な助言も与えて差し上げられると思います。やはり専門医受診をお勧めします。

> **Q19** 私は小さい頃に何度か股関節の手術も受けていて、あまりよい思い出がありません。どうしても手術に対して恐怖心が先に立つのですが、なんとか手術なしで乗り切っていけないでしょうか？
> 現在は「軟骨がほとんどなくなった末期股関節症の状態です」と診断されています。

A19 これはQ3のポイント１～ポイント４を繰り返すことになりますが、重要なテーマですので、もう一度簡潔に述べます。

「末期」と言われても癌のような直接生命に関わる病気ではありませんから、どうしても**手術が嫌なら生活環境をいろいろと工夫して、上手に付き合っていかれるのがよい**でしょう。

ただし、股関節の調子があまりにも悪くなると、ちょっとしたことでつまずいたりして転倒事故を起こしやすくなるのであなどれません。中年以降の女性の代表的な骨折に大腿骨頸部骨折という股関節の骨折がありますが、この骨折では経過が悪いと寝たきりになり、最終的には命に関わる場合も相当数あります。ですから、間接的には命に関わるということになりますので、**股関節の調子が極端に悪くなると要注意**なのです。

以下に**股関節の機能が低下したときの典型的な訴え**を挙げてみます。

①痛みの悪化

「無理をした日には寝床に入ってもジーンと痛みが残っている」「最近は痛みどめの薬を毎日のように使用する」「痛みが強くなるのが怖くて外へ出かける機会が自然に減ってきた」

②腰痛や膝痛の出現

股関節はそれほどでもなくても「腰痛や膝痛がひどくなり長い時間は立っていられない」「太もも～膝への鈍い痛みを感じる」

③動作困難

「靴や靴下が履きにくくなった」「爪切りを自分ではうまくできなくなってきた」「屋内でも屋外でも、低いところに置いてある物については上体を屈めて取ることが難しくなった」

④脚長の短縮

　「以前に比べて脚が短くなったように感じる」「ズボンの丈を調整して、左右の長さを変えなければならなくなった」

Q20 私の場合は手術を受けずに生活していきたいと「末期股関節症」と診断されてからも10年以上、我慢してきました。けれども痛みが引かず、年齢とともに心配になってきました。もし手術を受けるなら、どのタイミングがよいのでしょうか？ また手術までに何かできることはないのでしょうか？

A20 **Q3**や**Q19**を参考にしてください。
「股関節自体の痛み」「腰や膝などほかの部位の痛み」「股関節の動かしにくさ」「脚の短縮」の項目が明らかに悪くなったと自覚されるようでしたら、股関節の専門医に手術を相談されるのがよいと思います。そして**手術前にできること…あります！**

　まず**環境を整える**（住環境・仕事場の環境など）ことが重要です。これについても、手術の有無にかかわらず、できるだけ西洋様式の環境に移行させていかれるのが賢明です。

　肥満があれば徹底した減量は手術の有無に関係なく重要です。まずは**食事療法**（質・量ともにもう一度考え直してください。夜食や間食の制限も大切です）です。**運動療法**については、プールでのアクアウォークやエアロバイクをこぐ運動などがお勧めですが、痛みが強い場合は、なかなか思うように進めることができませんので専門医に相談してください。比較的簡単にできるダイエットは**入浴療法**です。あまり熱くない程度の風呂に十分な時間入浴して湯あがりにたっぷり汗をかくことは、新陳代謝を高めるうえでも効果的です。心臓などに問題がなければ、冷水のシャワーを間に入れる**交代浴**はさらに効果的です。

　痩せておられる方々については…正直に申し上げて、手術を決心されたら迷わずにできるだけ早く手術を受けられることをお勧めします。痩せておられる方々は、余病がなければリハビリの進み具合も皆さん順調で、早い時期からきれいな歩き方に回復されておられます。

Q21
転倒して大腿骨頸部骨折を起こしてしまい、人工股関節手術を受けました。無事に退院はしましたが、股関節や太もも・膝あたりの痛みが取れずに困っています。脚が長くなった（？）ように思うのですが…。

A21
診察をさせていただかなければ断言はできませんが、**おそらく手術後のリハビリが不十分だったのではないか**と推察されます。

　大腿骨頸部骨折の場合は、骨折した側の脚の長さが少し長くなる場合も少なからずあります。すると、骨折を起こしていったん短くなっていた筋肉群が一斉に引き伸ばされるので、これに引っ張られて**骨盤全体が手術を受けた側に傾きます**。この骨盤の傾きはリハビリで上手に矯正していくことが可能なのですが、ある程度の時間を要します。もしあなたが手術した側の骨盤を下げて歩く癖が残ってしまっておられると（「**外転拘縮**（がいてんこうしゅく）」に伴う**外転位歩行**とよびます）**まっすぐな姿勢で歩いていない**ために、どうしても**太ももや膝の痛み**が出てしまいます。

　手術を受けられた後の入院期間が短く、しかも毎日のリハビリ時間も短かった場合には「外転拘縮」が痛みの原因になっているのかもしれません。**骨折に限らず、人工股関節置換手術を受けられた後**で、この**外転位歩行の様式で歩いておられる方**は少なからずおられます。

　実際の症例をご覧ください。

　70代の女性で遠方から来院されました。転倒して動けなくなり、地元の救急病院で頸部骨折の手術を受けられました。人工骨頭という種類の人工股関節が挿入されています。ご本人によると術後のリハビリもそこそこに退院されたそうですが、術後1年近く経っても、いつまでも痛みが引かず心配になって来院されたわけです。

　レントゲン像は典型的な外転拘縮を呈しています（**写真14A**）。本格的なリハビリが必要ですので、入院して集中的にリハビリを行いました。退院後も自宅でのリハビリに励まれたので、骨盤の傾きは大きく改善して「嘘のように痛みが取れました！」と喜んでくださいました（**写真14B**）。

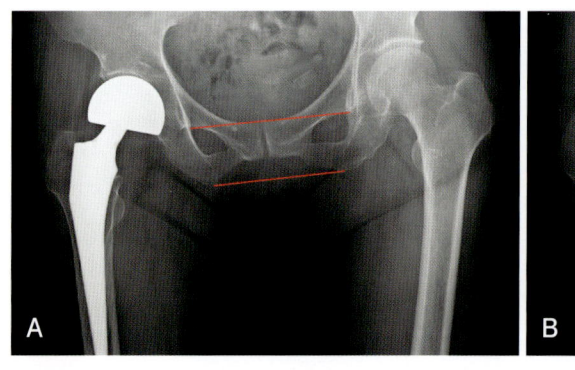

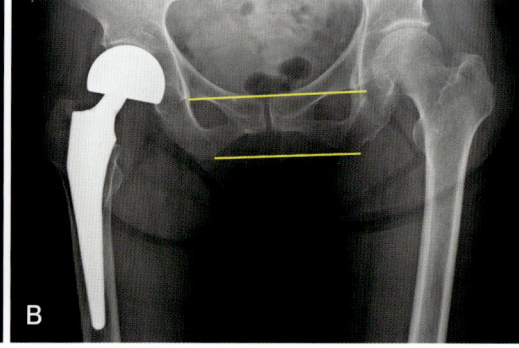

写真14 70代女性―典型的な外転拘縮のレントゲン写真
A：手術側が下がった形（外転位）をとっている。
B：リハビリにより骨盤の傾きが大きく改善した。

　このように術後の姿勢や歩き方が悪くて、いつまでも痛みが残っておられる場合でも、もう一度**しっかりとした股関節のリハビリ**を行えば、歩き方が改善して痛みが取れる可能性も十分にありますので、一度専門医を受診されることをお勧めいたします。

　次に「**上級編**」として「股関節の基礎知識」「股関節の代表的な疾患」について解説をさせていただきます。医療に関わらない方々は、次章の内容をすべて理解される必要はまったくありませんので「難しいなあ！」「わからないなあ！」と思われる箇所は、サッと流し読みしていただくだけでけっこうです。

第Ⅱ章　上級編

1 股関節の基礎知識 ･･･････ 56
2 股関節の代表的な疾患 ････ 68

第Ⅱ章　上級編

1　股関節の基礎知識

A　「骨」の構造と役割

　骨や軟骨は生きています！　特に骨は壊しては作るという**新陳代謝**を繰り返しています。けれどもなかなかそれを実感できないのが現実です。残念ながら骨はあまりにも硬過ぎて、心臓のように鼓動を感じたり、肺のように呼吸につれて膨らんだり縮んだりするのを感じるわけにはいきませんので、どうしても「われわれの身体の一部として生きている！」という一体感が湧きにくいのかもしれません。

　しかし骨は皆さんの身体を、生命を、いろいろな形で支え続けてくれている非常に重要な臓器なのです。地球上に生命が誕生して間もない頃は骨をもたない生き物が主役でした。それらは海の中で生活していました。やがて生命が陸へ上がる時期がやってきます。それまでに生物はいろいろな臓器を発達させましたが、特に陸上ですばやく動くことが可能になるように骨を形成して背骨や手足の骨を誕生させるに至ったのです。

　さてその骨の働きですが、まず背骨（脊椎）から張り出すように伸びた**肋骨**という「あばら」の骨は、肺や心臓などの臓器を包み込むように保護しています。**骨盤の骨**も膀胱や腸・子宮などを中に入れて保護しています。そして大切な脳は、**頭蓋骨**によってしっかりと保護されています。このように「**ヒトの身体の主要な内臓を外部から保護して守る働き**」（図1）を担っています。

　これだけではありません。次第に大型化した生物は手足の骨（ヒトでは下肢）・背骨（脊椎）のおかげで、自分の重量に耐えて踏ん張り、手足の骨とそれにくっついている筋肉のおかげで、自由に動くことができるのです。背骨や脚の病気

にかかった人なら皆、しみじみと実感されると思いますが、重力に抗して立っているということは感動的なほど大変な仕事なのです。これが骨の果たしている「**支持性を与える**」（図2）という大切な役割です。馬などは生まれおちて、ひとたび立ち上がると亡くなるまで一生涯立ち続けています。皮膚が薄くて繊細なため、長時間寝ていると床ずれを起こして命に関わるからです。

　また手足の骨を傷めると、「思うように歩けない」「手を伸ばして物を取れない、つかめない」などの不自由極まりない事態を生じます。骨の持つ「**運動の中心となる**」（図3）働きが損なわれたからです。

　骨はさらに重要な役割を担っています。それはヒトの生命に直結する重要な使命です。後で述べますが、骨の表面は骨皮質とよばれる硬い緻密な骨で覆われていますが、**骨の内部はスポンジにも似た細かい小骨（骨梁）が累々と連なった網目構造**になっています（海綿骨とよばれます）（図4, 写真1）。そのスポンジ状の小骨の間にある血管に富んだ組織は骨髄とよばれています。この部分で何をしているかというと、全身に送り込むための**血液を造成**しているので

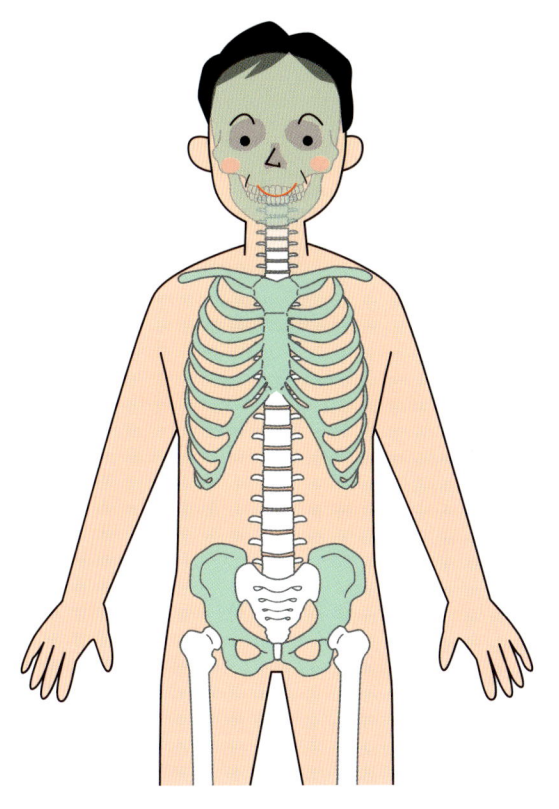

図1　内臓を保護する働き　　　図2　支持性を与える働き

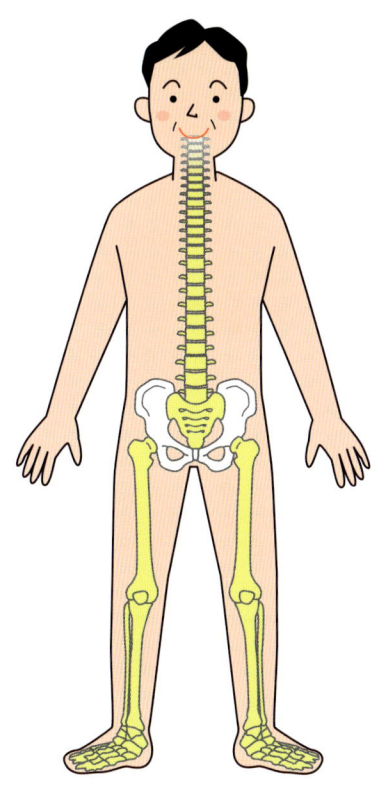

第Ⅱ章　上級編　股関節の基礎知識　57

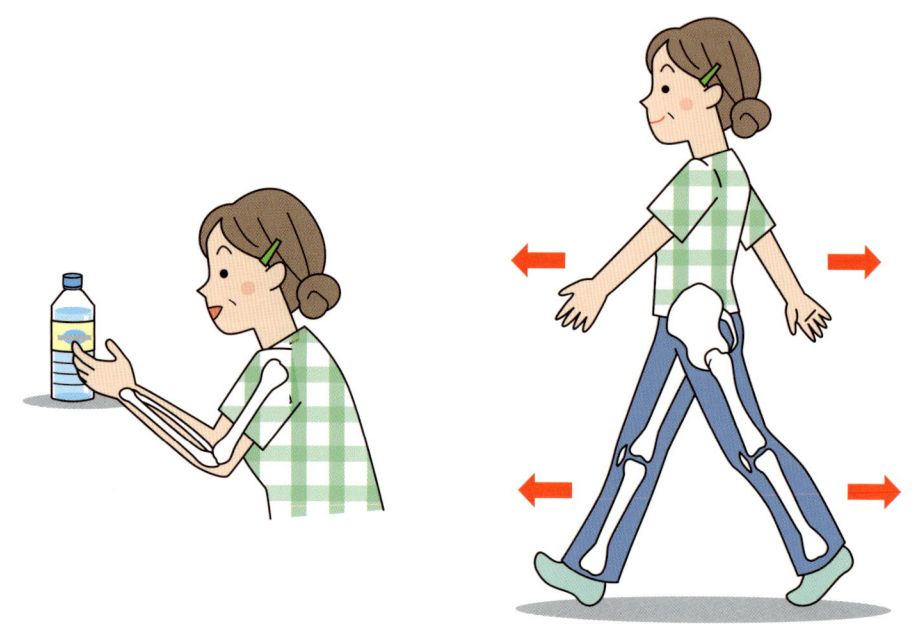

図3 運動の中心となる働き

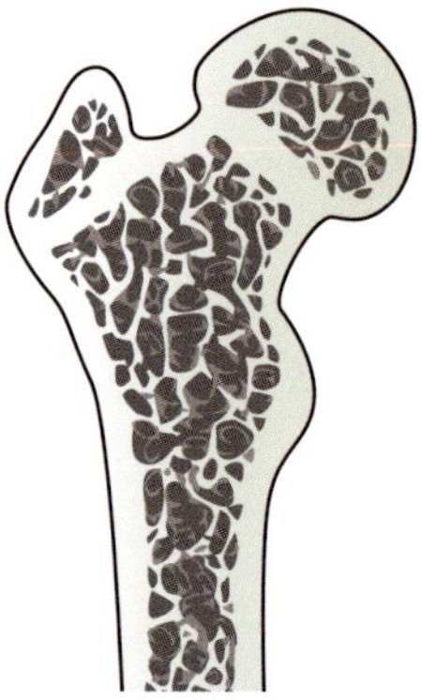

図4 海綿骨の網目構造 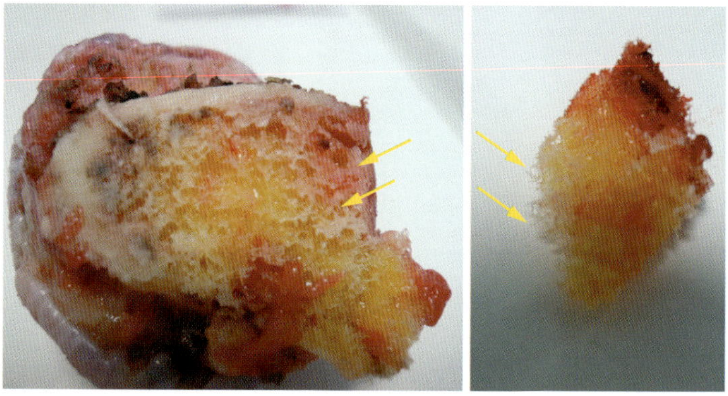　**写真1** 海綿骨

す！　ゆえに骨髄の機能が低下すると貧血になってしまうわけです。つまり**骨髄は造血組織**であるといえます。

　そしてもう1つ！　骨髄を構成している小骨は骨梁とよばれるのですが、この**骨梁**や骨の表面を硬く覆う**骨皮質**という部位では、破壊しては形成するという**骨改変**（リモデリング）を繰り返しています。構造上非常に大きな表面積をもっているのですが、なぜこのような新陳代謝をしているのかというと、それは主に血液中の**カルシウム**と**リン**の濃度をバランスよく保つためなのです。ヒ

トの血液中のカルシウム濃度は、一定の範囲の中にあることが重要でこの枠を外れてしまうととたんに痙攣を生じたり、心臓に異常をきたしたりして死に至る場合すらあるのです。

　リンについても同様です。リンはATP（アデノシン三リン酸）とよばれる重要なエネルギー源の根幹を形成する元素として欠かせないものなのです。

　また、カルシウムとリンは骨自体を構成する大切な要素（ミネラル）で、低下するといわゆる骨粗鬆症に陥ってしまいます。つまり、骨がもろくなって、ちょっとしたことで骨折を起こしたりするようになるのです。骨（骨髄）はこれらの危険を回避するように絶妙のバランスで新陳代謝を繰り返しているのです。ヒトでは身体全体のリンの **85%**、カルシウムにいたっては **95%** までが骨（＋歯）に貯蔵されているのです。つまり「**骨はミネラルの貯蔵庫**」なのです。

　以上をまとめましょう。

　骨は4つの大きな役割を果たしています。

　1）臓器の保護（頭蓋骨・肋骨・骨盤骨など）
　2）身体の支持（脊椎・下肢の骨）
　3）運動（上肢・下肢の骨）
　4）体液バランスを整える（造血、ミネラルの貯蔵庫）

B 「軟骨」の構造と役割

　さて、次は軟骨について解説します。

　皆さんが興味をお持ちの股関節の骨は、大腿骨の頭の部分である**大腿骨頭**とこれとペア（対）を形成する屋根の部分〔餅つきに使われる臼を逆さまにして蓋をしている形に似ていることから**臼蓋**（寛骨臼）とよばれます〕で構成されています（図5）。

　これについては、後ほどもう少し詳しく説明しますのでご安心ください。さてこの大腿骨頭も臼蓋も、骨だけでは滑らかに動かすことができません。それぞれを**軟骨**（**硝子軟骨**といいます）が覆ってくれているから、見事なまでに円滑に動かすことができるのです！ 軟骨組織にはもちろん軟骨細胞はあるのですが、疎らに存在して分裂もしませんので、むしろ軟骨細胞が産生している

図5 股関節の構造

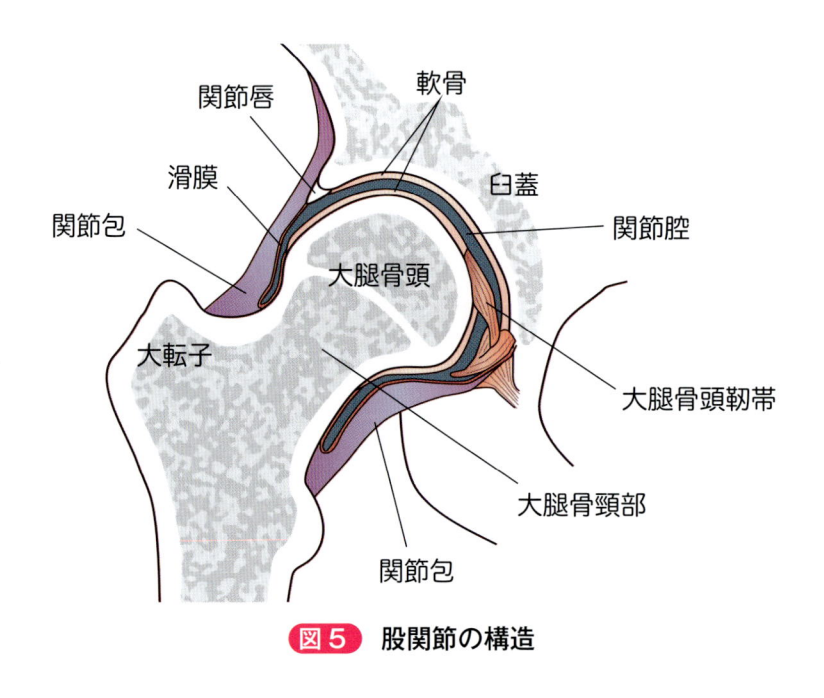

　軟骨基質が重要です。軟骨基質はその**70〜80％**を水分が占めています。これを圧力に応じて、スポンジのように出したり入れたりして微妙に形態を変化させて関節が潰れないように守ってくれています。水分以外の構成要素はコラーゲンとプロテオグリカンです。プロテオグリカンとは聞き慣れない医療用語ですが、要するにタンパク質に**コンドロイチン（硫酸）**や**ヒアルロン酸**がくっついた状態の複合物質です（図6）。ちなみにコンドロイチンのもとになるものに**グルコサミン**があります。

　軟骨再生によく効くとして市販されている**ヒアルロン酸**や**グルコサミン**がここで登場です！　下に述べますが、残念ながらこれらがある程度身体で吸収されて血液の流れにのっても、直接軟骨を栄養することはできず、関節液の中に滲み出て「栄養の助けになれば嬉しいな」というくらいのものですから、「少し楽になれば嬉しいけれど…」という気持ちで服用されたほうが無難で、高望みは禁物です。

　また**ヒアルロン酸の関節内注射**も同様です。たしかに軟骨基質の１つの構成要素を直接注入して関節液の中で濃度を高めてやれば、軟骨が失われて骨どうしが直接擦れてしまう状況を緩和して短時間でも円滑に動かせるように、潤滑剤としての役割を期待される場合はあるでしょうが、果たして傷ついた軟骨組織の本格的な修復にどの程度役立つのでしょうか？

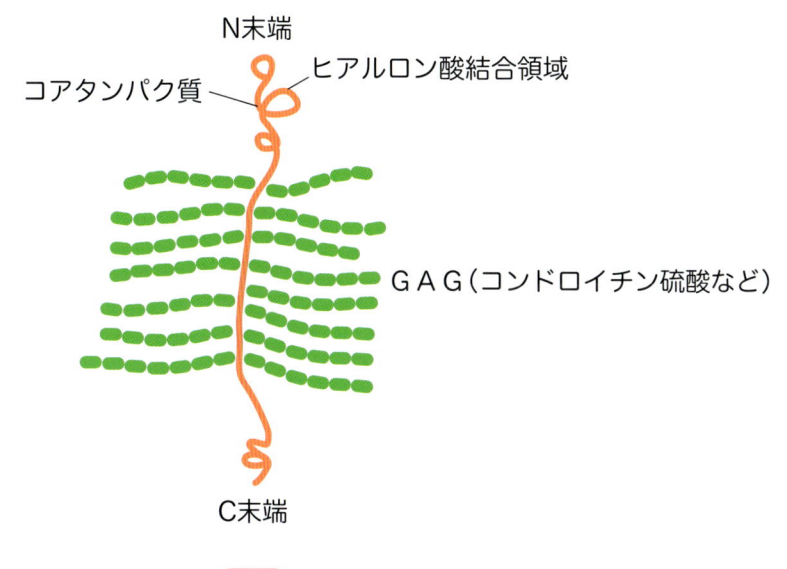

N末端
ヒアルロン酸結合領域
コアタンパク質
GAG（コンドロイチン硫酸など）
C末端

図6 プロテオグリカンの構造

　膝関節は外来でも関節を穿刺して注入することは比較的容易ですが、股関節に正確に注入するためには厳密にはイメージという透視装置のもとで行う必要があり、実用性に乏しいのが現実です。また股関節はもちろん、膝関節においても**人工関節置換手術を受ける予定の方々**については**関節注射を極力避けるのが賢明**です。万が一にも、細菌が紛れ込んで化膿するような事態になれば、少なくとも当分の間は手術を受けることができなくなります。私も変形性股関節症の方々をたくさん診てきましたが、進行期～末期まで関節の破壊が進んでしまった方々でコンドロイチン、グルコサミンやヒアルロン酸注射で見事に回復された方を知りません。もしそういうことが数多く認められれば、ある意味ノーベル賞級の出来事ともいえると思います。

　さて、ここで皆さんの理解を深めていただくために、実は好対照な骨と軟骨の特徴を解説いたします。

　骨には**血管や神経が豊富に存在**しており骨改変という**代謝も盛ん**に行われています。一方、**軟骨には血管や神経はまったく存在せず**、成熟した関節軟骨では軟骨の細胞は分裂することはありません。非常に密やかに生きているといった様子です。

　この関節軟骨は血管を持たないために**直接栄養を受けとることができず**、非常に不利な環境に置かれています。関節軟骨は関節を包み込んでくれている関

節包を裏打ちしている滑膜（ここには血管が豊富に存在します）から供給される**滑液（関節液）**とよばれる一種の潤滑油によって、栄養が提供されているのです。正常な状態ではこの関節液は最高級の潤滑油で、そのおかげで軟骨には強い摩擦力がかからずに、滑らかに股関節を動かすことができるのです。

　以上の事実を理解されると、股関節が悪くなった方々がもたれる疑問への回答になるはずです。皆さんの質問には「去年くらいまでは友人と旅行などもできていたのに、急に股関節が痛くなり始めました！　どうなっているのですか？」とか「若い頃はいろいろなスポーツが好きで楽しんでいたのに、この数年で急に股関節痛が出始めました！　何が起こったのでしょう？」など、それまで調子よく使えていた股関節がいうことを聞かなくなってしまった！　というある種のとまどいを感じておられるようなものが多いのです。

　それは以下のような過程が起こっているからなのです。

　例えば**骨が傷害**を受ける（代表的な例は骨折ですが）と、神経や血管が豊富なため「メチャクチャに**痛い！**」「傷めた場所が**腫れてきた！**」ということに直結するわけです。ただし、代謝が盛んで**修復能力にも富んでいます**から適切な治療（ギプス固定や手術での固定）を受けると、どんどん新しい骨（仮骨といいます）ができて、くっついてほぼ元どおりに治ってしまいます。

　ところが、**軟骨だけが傷害**を受けても神経がないので**痛まない**ですし、血管が通っていないので出血もしませんし**腫れたりもしません**。しかし、**修復能力に乏しい**ので、骨のように（元どおりの）同じ質の骨に復元することはできず、傷めてしまった**硝子軟骨は別の種類の軟骨（線維軟骨）に置き換えられる**のが関の山です。

　その場所は明らかに弱点を抱えたままで、関節を動かさねばならなくなってしまうのです。軟骨の傷害が軽いうちはまだよいのですが、関節軟骨（硝子軟骨）が加速度的に傷むと、修復能力に乏しいためとても再生が追いつかず、とうとう地盤の部分にあたる骨が露出し始めるようになります。この段階にまで至ると、例えば破壊された軟骨の破片に対して炎症反応が起きていわゆる「**水がたまる**」状態になり**痛み**を感じます。

　軟骨が擦り切れてしまった部位では、**骨と骨とが直接擦れる**ためゴツゴツとした軋音を感じたり、動きが極端に悪くなったりします。

　また、最近注目されているのはFAI（Femoroacetabular Impingement）

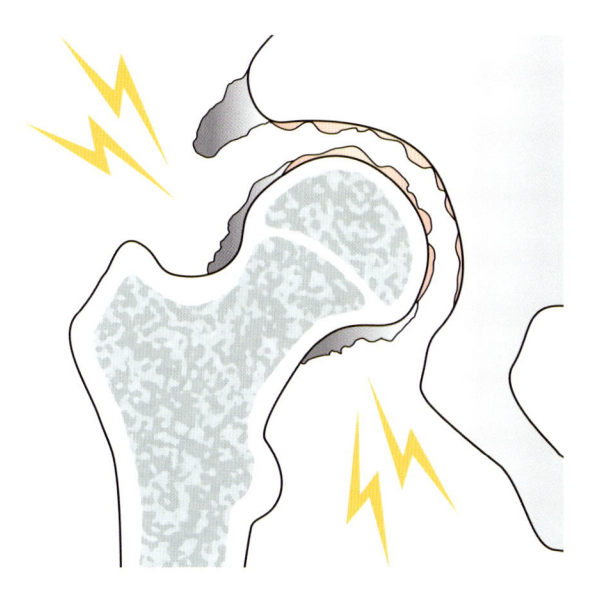

図7 大腿骨臼蓋インピンジメント（FAI）

とよばれる股関節の骨どうしの衝突現象です。股関節の骨（臼蓋と大腿骨頸部）どうしがぶつかり合って、余分な骨（骨棘）が形成され（**骨には繊細な神経が多数存在**しますから）こちらの**痛みも感じるようになります**（図7）。初期の段階を過ぎた進行期〜末期の変形性股関節症などが代表的な例で、この段階に至って初めて皆さんが自分の股関節の異常に気づかれることが多いのです。

いろいろな要素が複雑に絡みますので一概には言えませんが、**股関節に最適の保存療法（薬物療法と運動療法が主体です）を行うためには、この進行期〜末期に至る前に病気を発見してスタートを切りたい**わけです。これについても後ほど詳しく解説いたします。

以上、Ⓐで骨について、Ⓑで軟骨の概要についてお話しました。皆さんはこれまで骨と軟骨はよく似ているように思われて「ひと括りにして」扱われていたかもしれませんが、実はいろいろな観点で大きく異なる組織なのです。

Ⓒ 「筋肉・靱帯」の構造と役割

股関節の周りを取り囲むように存在するのが筋肉と靱帯です。

股関節は体重を支える体内で一番大きな関節ですから、最大級の筋肉群を駆

使して脚を動かすわけです。**大殿筋**（いわゆるお尻の筋肉です）・中殿筋（外側に張り出した筋肉です）などがその代表です。大殿筋は階段を昇る際など、股関節をグイっと伸ばすときに最も活躍しますし、**中殿筋**は片脚で立つときにグラグラして骨盤が傾いたりしないように支える働きを担っています。この**大きな筋肉群**は股関節の一番外側にあり、**パワーを発揮**するとともに奥深く存在する股関節を**外傷から守ってくれている**のです。

　これらの筋肉が痩せて萎縮すると、たちまち歩き方がおかしくなります。身体を揺すりながら引きずるように歩く**跛行**が目立つようになります。大きな筋肉群よりも深い位置には**小さなサイズの筋肉群と靭帯**（詳細な名称は省きます）がいくつも存在し、**股関節の安定に貢献**しています。スポーツ活動に熱心な人たちは聞かれたことがあるかもしれませんが「**インナー・マッスル**」とよばれる類の筋肉群で、股関節では短外旋筋群、肩関節では**腱板**（ローテーター・カフ）がこれに相当します。きれいに歩くことを目指すには、この筋肉群を鍛えることが非常に重要になってきます。

　皮膚があって、その下には皮下脂肪、さらに大小さまざまな筋群が続いて、その奥（深部）に靭帯が存在します。そして靭帯の下にあって、直接的に関節を包み込んでいるのが**関節包**という袋状の弾力性に富んだ強靭な線維組織です。この関節包のおかげで、股関節は簡単には外れて脱臼することはありません。逆に人工股関節を挿入する手術をする際には、この関節包を切開して開放しなければ、脱臼ができずに手術を円滑に進めることができません。また筋肉群と同様に関節包には繊細な神経が数多く宿っていて、自分の股関節がどんな格好をとっているか（**深部位置感覚**といいます）を教えてくれる役割も果たしています。

　例えば人工股関節置換手術（**THA**）では、この関節包を大きく取り除くので当分の間は深部感覚が失われてしまいます。そのために予想外の不自然な姿勢をとってしまい、脱臼してしまう場合があるのです。6〜12カ月ほどで、関節包が再生されて深部感覚もかなり回復してきますから、ご自身のイメージと実際の股関節の動き（角度）が次第に一致するようになり、安全度が増すというわけです。

　皮膚〜皮下脂肪〜筋肉〜靭帯〜関節包まで深々と侵入し、関節包を切開してようやく肝心の股関節が出現します。関節包には股関節が外れない（脱臼しな

い）ようにしっかりと保護する、さらに股関節がどのような位置（どの程度曲がっていてどの程度開いているかなど）にいるのかを感知する重要な働きに加えて、もう一つの機能をもっています。

関節包は滑膜という血行に富んだ組織で裏打ちされています。滑膜はコンドロイチンやヒアルロン酸などの複合体が形成（産生）される薄い膜で、この組織が**関節液**（**滑液**ともいいます）を産生します。この関節液は究極の潤滑油で、滑膜とともに股関節の驚異的な潤滑を達成しているのです。

例えばプラスチックどうし、磨き上げられた金属どうしなどの摩擦（摩擦係数であらわします）が **0.1～0.5** 程度のレベルであるのに対して、関節の摩擦係数はこれらの **1/100**、すなわち **0.001** レベルと結論づけられています。神様が作り出した本当に神秘的な滑らかさです！

この奇跡的な滑らかさで、股関節に巨大な負荷が加わっても簡単には壊れずにすんでいるわけです。ではその股関節には、毎日どの程度の無理がかかっているのかを次の項で解説いたします。

D 「股関節」の構造と役割

股関節は「**球関節**」とも「**ボール＆ソケット関節**」ともよばれます。丸いボールを連想させる球形の大腿骨頭と、これに対応する形状の臼（うす）のような窪（くぼ）んだ形の臼蓋で形成されているからです。臼はかなり深く窪んでボールに覆いかぶさるようにしっかりと包み込まねばなりません。これから述べるように、とてつもなく大きな負荷がかかるので、包み込み方が甘いと不安定になるからです。包み込む能力を増すために**関節唇**（しん）とよばれるクッションの役割を果たしている組織が臼（臼蓋）の辺縁をぐるりと取り囲んでいます。膝では**半月板**（はんげつばん）という組織がこれに近い役割を担います。

さてヒトのもつ特別な能力の一つに「2本足で歩く」という行為を挙げることができます。4本足で動き回るほかの動物に比べて2本の手が自由になり、その結果、さまざまな高い能力を獲得することができました。

さて普通の速度で歩いているとき、ヒトの股関節には1歩ごとにおよそどのくらいの負荷がかかっているのでしょう？

これは医療関係者でもご存じない方々が多く難問です。もちろん、体重の影

響を大きく受けますので、例えば体重（BW）が 50kg の人の場合を想定してみてください。

　ヒントは「梃子の原理」です。図8 に示したように体重のおよそ 4 倍の約 200kg もの過大な力が 1 歩ごとに股関節にかかります。一口に 200kg といっても、とても普通の人では持ち上げられない重量です！　このように**片脚で立つ**というヒトは 1 日に何千歩あるいは 1 万歩以上でも歩きますから、体重 **50kg** の人の股関節には 1 年間で **200kg × 5,000（歩）× 365（日）≒ 36.5 万トン**という天文学的な数字の負荷がかかり続けているのです！　逆にいうと皆さんの股関節は、この過酷な負荷に耐えかねて次第に音を上げ始めている可能性が十分にあります。

　あまり言うと「またですか！」と嫌がられる方々もあるのですが、体格のよい？　と言いますか、体重の重い **80kg** の方なら 1 歩で **320kg**、1 年で約 **60 万トン**です！　でもあえて言います。減量の効果は股関節にこそ、絶大な威力を発揮するのです。だって 4 倍分の効果ですから…**5kg** 減量すれば、1 歩ごとに股関節への負担は **20kg** も減らすことが可能なので、嘘のように痛

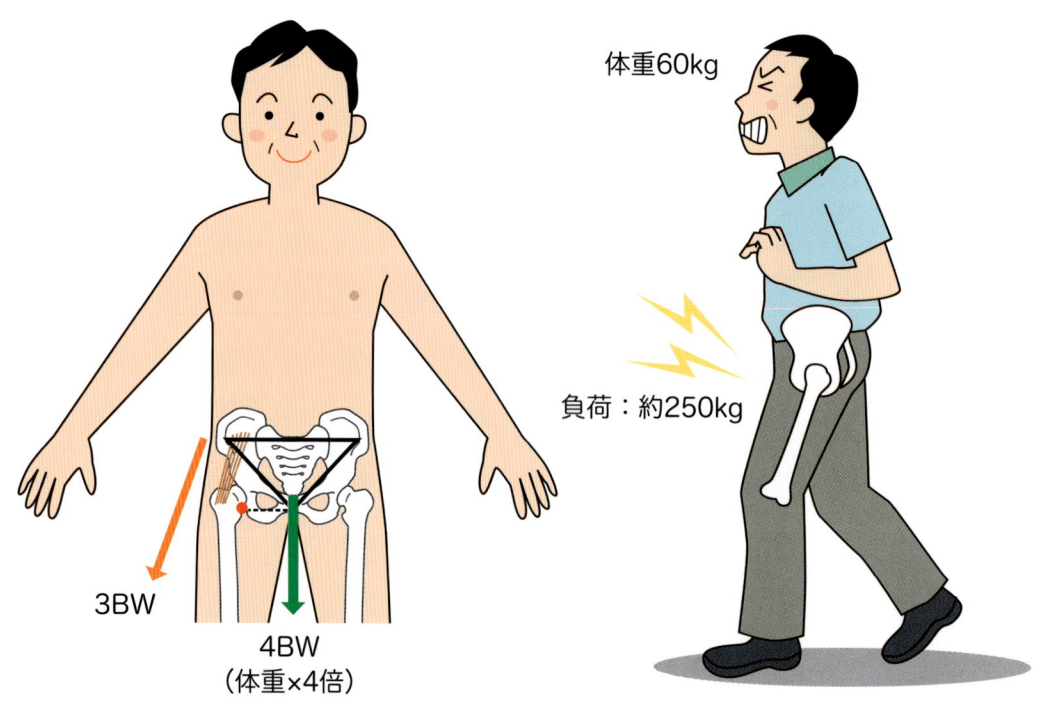

3BW
4BW
（体重×4倍）

体重60kg
負荷：約250kg

図8　歩行時に股関節にかかる負荷
歩行時にヒトの股関節には自身の体重の約 4 倍（4BW）の負荷がかかる。

みが和らぐ方々がおられますよ！

別の動作も考えてみましょう。例えば股関節の調子が悪くなって、じっと寝ているのがつらく、布団の重みさえ苦痛に感じる方々もおられます。身の置き場がない…そういう感じです。そんなとき「エーイ！ こんな布団はねのけてやる！」と脚で布団を持ち上げようとして「あれれ！ 痛い！ だめだわ！ 持ち上がらない！」などという経験を訴えられます。

これも同じく「梃子の原理」で考えますと、**自分の脚を空中に持ち上げる動作**では、股関節にはほぼ**自分の体重と同等の力**がかかります。つまり50kgの人なら50kgの負荷を受けるため、股関節周囲の筋力が落ちてしまって、十分なパワーを発揮できない場合は、とても持ち上げることができなくなるのです（図9）。

ここまで読まれた皆さんは、ご自身の股関節も含めてヒトの股関節がどれほど過酷な条件に耐えているのかを再認識されたと思います。それでは次項より、股関節に痛みをもたらす代表的な疾患を挙げて解説してまいります。

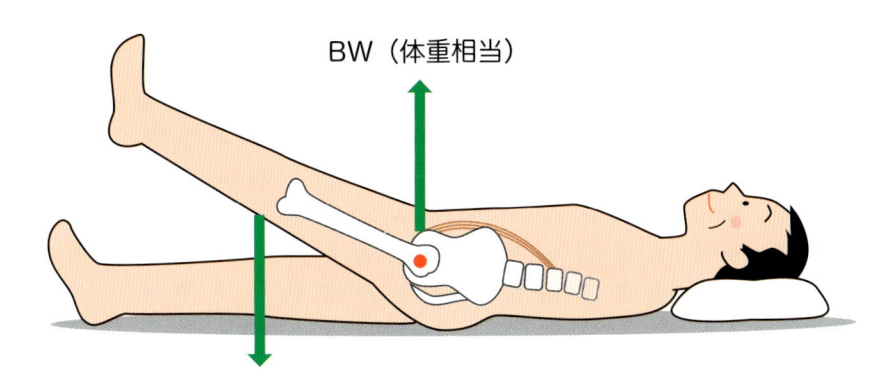

図9 空中に脚を持ち上げる際に股関節にかかる負荷

下肢挙上時に股関節には自身の体重相当（1BW）の負荷がかかる。

第Ⅱ章　上級編

2　股関節の代表的な疾患

A　変形性股関節症

　日本に限らず欧米でも股関節を傷めてしまう代表格の病気です。40代、50代以降に発症して進行するのが一般的ですが、幼い頃に股関節の病気（先天性の股関節脱臼で手術やギプス治療を受けた、ペルテス病という病気で治療されたなど）に罹り、股関節に著しい変形などの弱点がある場合は、10代や20代でも悪化して強い痛みを訴えられる例もあります。

　レントゲンを参考にして、股関節症はその進行の程度に応じて「前期」「初期」「進行期」「末期」に大別されます（写真1）。すべて向かって右側の股関節に着目してください。

①前期股関節症

　屋根の部分に相当する臼蓋形成不全はありますが白く映る硬化像などもまったく認めない状態です（写真1A）。

②初期股関節症

　上と同様に臼蓋形成不全があるのですが、屋根の端の部分が少し白くみえます。股関節へのストレスが集中して、次第に骨が硬くなっているためこのような像になります（写真1B）。

③進行期股関節症

　この段階に入ると、関節裂隙とよばれる関節の「すきま」の部分が狭くなります。軟骨が擦り減っているのです！　この時期には、骨の中に「軟骨下嚢腫」という空洞ができ始めます。あまり大きくなると骨が弱くなるので要注意です（写真1C）。

④末期股関節症

　最終段階です。軟骨はほぼ消失して関節裂隙がなくなります。臼蓋や大腿骨頭に大小さまざまな大きさの空洞を生じます（**写真 1D**）。「前期」や「初期」では保存療法で対処できる場合が多いのですが、「進行期」～「末期」に至ると一筋縄ではいきません！

　痛みどめ（消炎鎮痛剤）が効かないほど**疼痛が悪化**して歩く姿のぎこちなさ（身体の揺れ）や**動作**（靴下を履く、爪を切るなどの行為）**の鈍さ**が、あまりにもひどくなると**手術もやむを得ない状況**に入っていきます。

　変形性股関節症には以下の3タイプがあります。

①股関節の形に弱点があり、中高年以降に発症する**二次性（続発性）股関節症**

②股関節の形態には問題がないが、高度の肥満に加齢が加わり中高年以降に

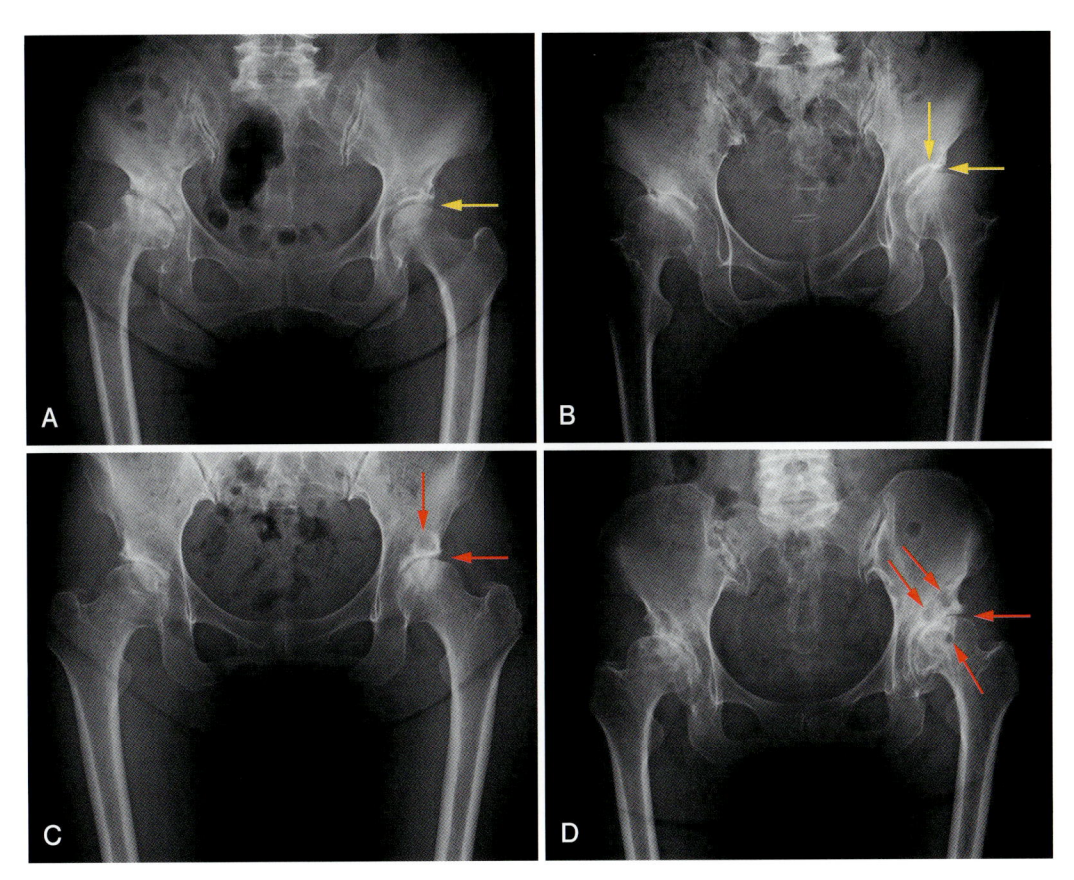

写真 1　変形性股関節症の病期

A：前期股関節症。B：初期股関節症。C：進行期股関節症。D：末期股関節症。

発症する**一次性（原発性）股関節症**

③特に誘因なく数カ月で急速に股関節の破壊が進行する**急速破壊型股関節症**

1）二次性（続発性）股関節症

　欧米の方々は**加齢**（年齢とともに骨や軟骨が老化するのは古今東西を問いません）に**超！** のつくほどの**肥満**が加わり、発症することが圧倒的に多いのですが、**わが国**では股関節の形に大なり小なり弱点（先に述べた臼蓋とよばれる屋根の部分の包み込み方が浅く、**臼蓋形成不全**と表現されます）をもっておられる方が多く、これに**加齢**や**肥満**、**生活環境**（例えばすべて和式の生活様式などは股関節に過大な負担をかけます）などの要素が複雑に絡み合って発症するのです。包み込み方が浅いと、立ったり歩いたりする日常生活動作の中で、大腿骨頭は**外の上のほうにずり上がる（外れる）力**が常にかかります。

　レントゲンで典型的なパターンをおみせします（**写真2**）。

　60代の女性で、反対側の手術を完了していました。痛みはあったのですが、現役で仕事をしておられたので手術せずに経過を観察しました。痩せておられたのですが、臼蓋形成不全の程度が強く、外上方へ破壊が進行しないか心配な状況です（**写真2A**）。

　結局、1年後には変形が大きく進行して疼痛が増強したため手術を決心され

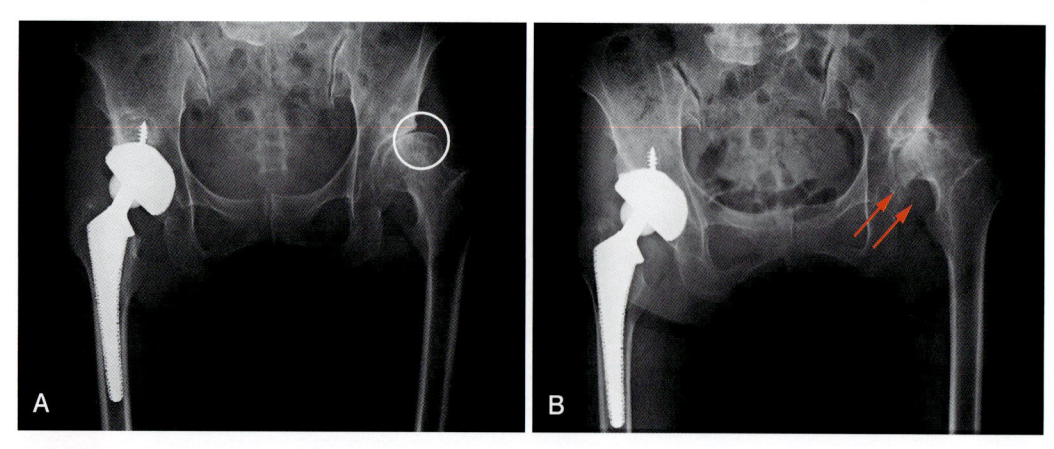

写真2 60代女性—臼蓋形成不全のレントゲン写真

A：片側の手術は完了していたが反対側は経過観察した。大腿骨頭が外へはみ出しており（○部分）、外上方への破壊の進行が危ぶまれる。
B：1年後。変形が著しく進行した（　→　）。

ました（**写真 2B**）。「仕事が忙しくて全然股関節の手入れができませんでした！」と悔やんでおられました。

　このような変形を防ぐためには股関節（大腿骨頭）が外上方に逃げていくのを食い止めるような、すなわち**内下方に引っ張り込むような力**が必要です。

　これを養うのが**股関節リハビリテーションの重要な役割**です。臼蓋形成不全に伴う股関節症は、初期の段階でうまく治療を開始できればあまり進行せず、手術を必要とされない方々も多数おられるのです。けれども、発見が遅れて進行期〜末期に至っておられると手術を避けて通ることはかなり難しくなってしまうのです。したがって、**股関節に違和感・疼痛**を感じたら、とりあえず一度**専門医を受診**されることをお勧めいたします。

2）一次性（原発性）股関節症

　いま、述べましたようにわが国ではまず股関節の形が悪いうえに、いくつかの付加的な要素が加わって破壊が進行するパターンが多いのです。ただし、油断はなりません！　最近では食生活の変化に伴い、わが国でも従来では考えられないほどの極度の肥満に悩む方が増えています。

　これに伴い股関節の形はそれほど悪くない（大きな弱点もない）のに**中年以降に股関節が潰れていってしまう欧米型の股関節症が増えている**ように思います。例えば **150cm** に満たない身長で **70kg** 以上も体重のある方、あるいは **160cm** で **80kg** 以上の方では **BMI** とよばれる肥満指数は **30 以上**あります！　太ると少し動くだけで玉の汗をかく→暑苦しくてつらいので動かない→あっという間に筋肉が痩せ衰える…、このような悪循環で股関節が蝕（むしば）まれていくのです！

　60 歳代の女性です。**150cm** で **83kg** もの肥満です！

　初診の時点で末期股関節症ですが（**写真 3A**）、3 カ月後には変形・空洞化が進行して（**写真 3B**）痛くて歩けなくなったので、すぐに手術になりました。現在は 10kg 以上の減量に成功し、体脂肪率も大きく改善して動きやすくなられました。「どうして減量の大切さに目を向けなかったのだろう！」と反省しておられます。

　この**重量で押し潰すような型**の場合は、減量も含めて早期に治療を開始できれば手術を避けることができる可能性は十分過ぎるほどあります！

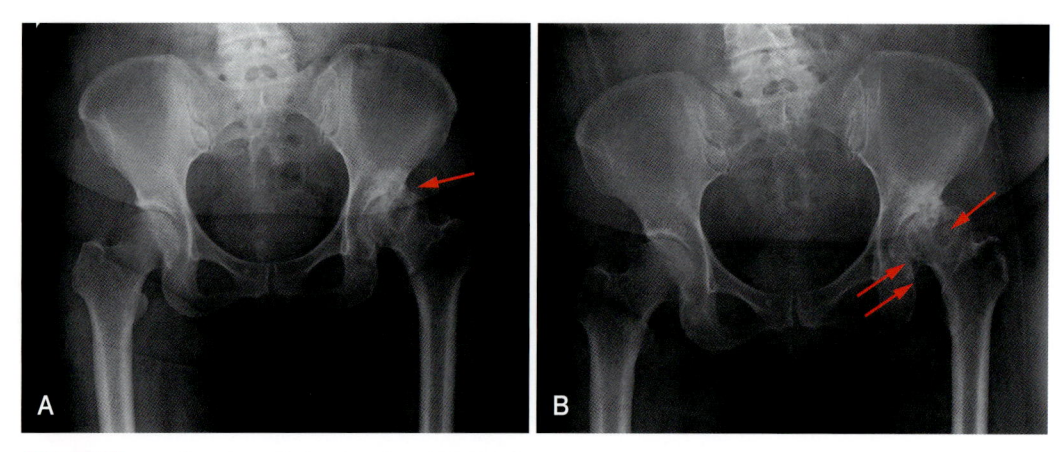

写真3 肥満による欧米型の変形性関節症のレントゲン写真

A：初診時、末期股関節症。B：3カ月後、変形・空洞化が進行した。

3）急速破壊型股関節症

　変形性股関節症には亜型、すなわち特殊な型が存在します。70〜80歳代の高齢の方々にしばしば発症する**「急速破壊型」とよばれる股関節症**で、症状は激烈をきわめます。数カ月〜1年以内くらいの短期間で急速に悪くなり安静にしていても、夜間就寝中に疼くほどです。それまではまったく元気で健康的な方々があっという間に歩いたり立っていたりが難しくなり、車いすでご家族に付き添われてお越しになる場合が多いのです。

　「滑って股関節を捻ってしまった！」とか「何かにぶつけてしまった！」など、外傷がきっかけになる場合もあるのですが、大抵はそのようなエピソードもな**く原因不明の場合が圧倒的**です。

　女性に多いのは事実ですが、もちろん男性にも生じる病気です。もしご両親などご高齢の方がある時期から急に股関節を痛がり始めて、一向に楽にもならず、夜も疼くなどと言われる場合には、迷わず専門医を受診させてあげてください。すぐれた専門医なら股関節がまだひどく潰れていなくても、「急速破壊型」股関節症を疑って、慎重に経過を観察します。最初に大きな異常所見がないからと放置されると、数カ月後には驚くほど破壊された股関節の姿をレントゲンで確認されることになります（写真4）。

　最初は70代後半の男性。3カ月前から痛み始め、近医では「特に異常なし」といわれたそうです。夜も眠れないほど疼くと言われて車いすで来院されました。急速に進行するため、当クリニックを受診されたときには大腿骨頭は激し

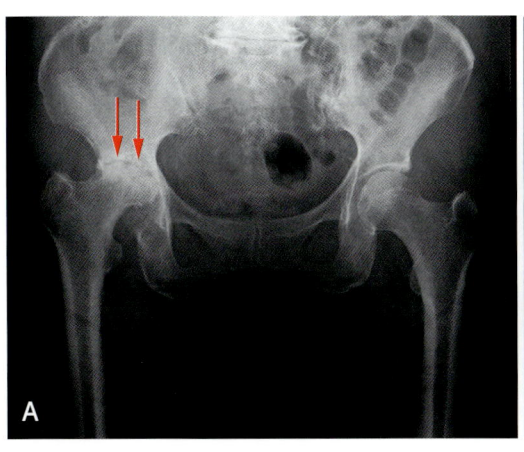

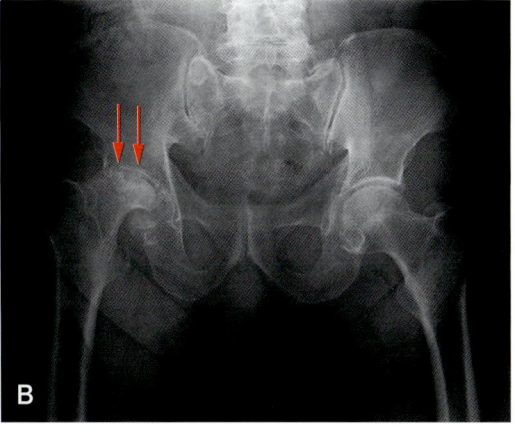

写真 4 急速破壊型股関節症のレントゲン写真

A：70代後半男性。3カ月前から痛み始めたが、大腿骨頭が激しく潰れている。
B：80代前半女性。2カ月前に発症。大腿骨頭の半分くらいが消失するほど潰れている。

く潰れていました！（**写真 4A**）

　次は 80 代前半の女性です。この方もあまりに痛みが強くて車いすで来院されました。先の方と同様に 2 カ月ほど前に地元の整形外科を受診されましたが「大丈夫ですね」と言われたそうです。急速破壊型とよばれるほど急速に進行しますので、当院でのレントゲン像では骨頭の半分くらいが消失するほどひどく潰れています！（**写真 4B**）

　お二人とも無事に人工股関節手術を終えられ、見違えるほど元気に歩いておられます。手術前が激烈な痛みですから「嘘のように痛みが消えました！」と大喜びされておられます。

4）関連痛

　ここで「**関連痛**」についても少し触れておきます。

　「股関節の基礎知識」の項で述べましたが、股関節は「関節包」という袋に入っていて、中には潤滑油としての関節液（滑液）が存在します。さまざまな原因で股関節に炎症が起こると、関節液が過剰に産生されて袋は風船を膨らませるように膨張してきます。膝などでよくいわれる「水がたまっている状態」とまったく同じ現象です。

　ただ股関節は膝関節とは違って、身体の一番奥深い部分にありますから、腫れていても外からみてもまったくわかりません。**「関節包」が膨張するとすぐ**

第Ⅱ章　上級編　股関節の代表的な疾患

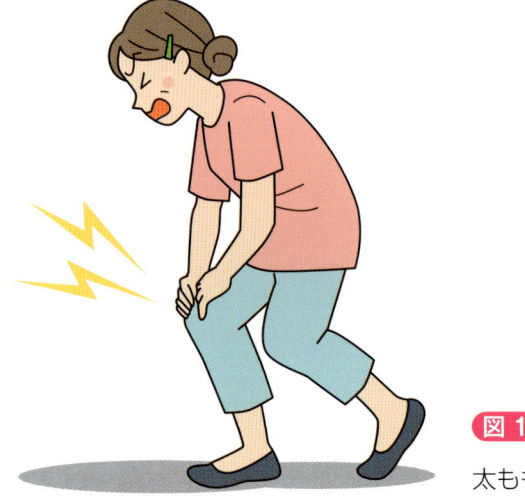

図1 関連痛
太ももや膝に痛みが走る。

前を走っている大腿神経を圧迫して刺激し始めます。すると**股関節ではなく何ともいえない嫌な痛みや痺れが大腿神経の支配している「太もも」「膝」周囲に出現するようになるのです！** これを「関連痛」（図1）とよびます。「炎症を鎮静化させる**薬を与える**」「**適切な手術**をして炎症を抑えてしまう」などの治療で**関連痛を克服することは可能**です。進行期や末期の一次性あるいは二次性股関節症、急速破壊型股関節症では、しばしば認められる特徴的な症状です。

B 特発性大腿骨頭壊死症

　これは読んで字のごとく大腿骨頭の一部が死んでしまう病気で、「**特発性**」とは「**原因が不明である**」という意味です。そのため国は、この疾患を**難病**（**特定疾患**とよばれます）に指定しています。

　「特発性」以外に原因がはっきりしている「**外傷性**」と名づけられる大腿骨頭壊死症があります。大抵は**大腿骨頸部骨折に続発**するもので、骨折は治ったのに数カ月〜1年くらい経過した頃に股関節の痛みが再発します。したがって後日、人工股関節置換手術を要する場合が多いのです。

　話を「特発性大腿骨頭壊死症」に戻します。詳細な原因は不明なのですが、「関連性」としてある程度の因果関係が疑われる候補が存在します。「アルコール関連性」とよばれるアルコール多飲が深く関わる型と「ステロイド関連性」とよばれるステロイド剤が深く関わる型が挙げられています。ただし、どちらの

型であっても、そう簡単には発症しません。「アルコール関連性」では肝臓を悪くして、黄疸が出て入院を余儀なくされるほど**大量に飲んだ場合**などですし、「ステロイド関連性」ではパルス療法として**大量のステロイド剤を投与された場合**に発症する可能性がある程度ですから、比較的珍しい疾患だと考えてください。

　さて、**この病気のやっかいな点**は「**ある日突然、激烈な股関節の痛みに襲われる**場合が相当数ある」ところです。大腿骨頭の中身（芯の部分）が死んでしまうので、それだけ弱くなって重みに耐え得る骨頭の強度は当然低下しています。けれども**潰れさえしていなければ、その段階ではほぼ無症状**なのです！例えばこの症例ではレントゲン上の診断はきわめて困難なほど、一見正常な股関節です（写真5A）。この方の場合は、**MRI**によって初めて確定的な診断をつけることができます。

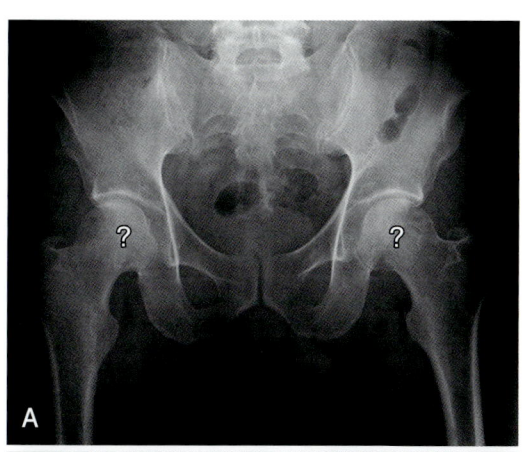

写真5　特発性大腿骨頭壊死症

A：レントゲン写真。レントゲン上では一見正常な股関節（?部分）。
B：MRI T1強調画像。黒の帯（→）は、壊死組織に侵入しようとする修復組織。
C：MRI T2強調画像。白い部分（→）は、貯留している関節液。

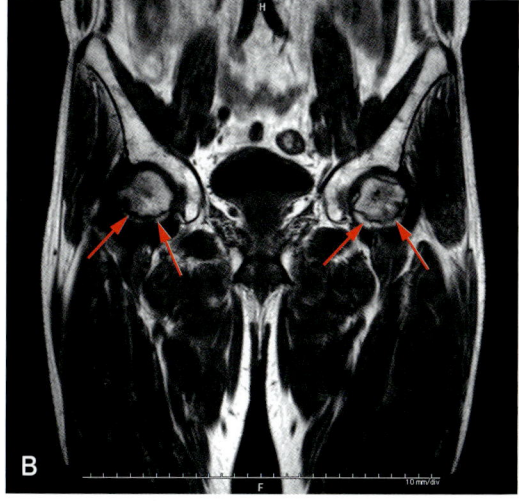

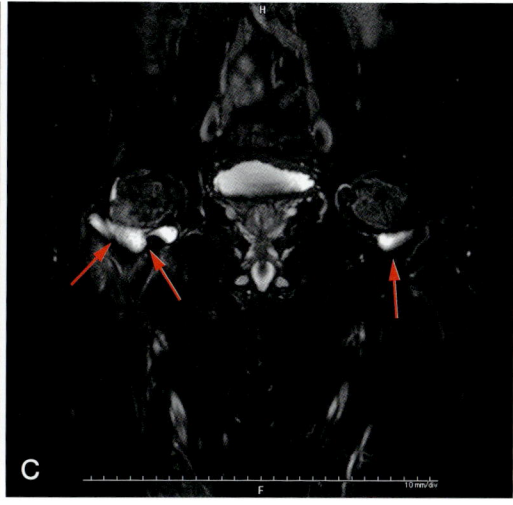

第Ⅱ章　上級編　股関節の代表的な疾患

MRIでは、T1画像で黒く帯状に壊死組織に侵入しようとする修復組織が映し出されます（**写真5B**）、T2画像で白く（**写真5C**）強調されているのは著明な水（関節液）の貯留です。

　これは本当に痛がられます。けれどもレントゲンでの異常が出るのが遅れますので、専門医が「骨頭壊死症ではないか？」と疑わない限りは、かなりの確率で見逃されてしまうのです！

　次の症例をご覧ください。

　骨頭壊死がかなり進むと骨の硬化した部分（白くみえます）と融解した部分（黒くみえます）が斑状にみえてきます（**写真6A**）。あるいは修復組織が帯状に硬化して帯状硬化像として捉えられます（**写真6B、C**）。ここまでくると、多くの整形外科医は「これは骨頭壊死症ではないか？」と疑うようになります。

　先ほど述べたように、股関節にはゆっくりと歩くだけでも1歩ごとに数百kgもの負荷がかかりますので、中身の弱くなった大腿骨頭はとうとう耐え切

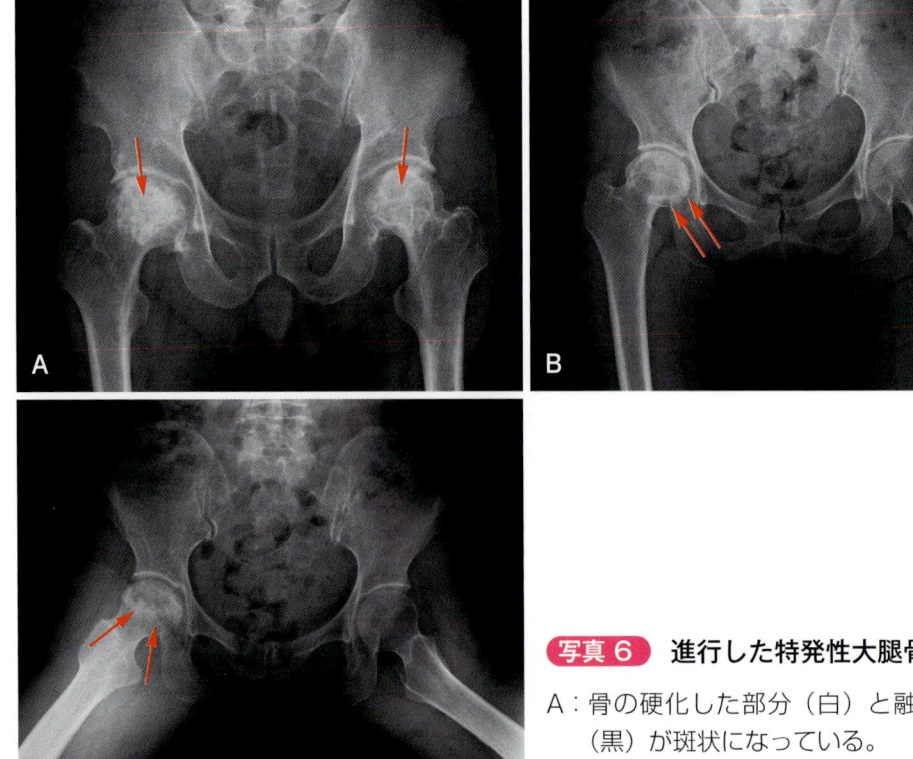

写真6　進行した特発性大腿骨頭壊死症
A：骨の硬化した部分（白）と融解した部分（黒）が斑状になっている。
B、C：修復組織が帯状硬化像としてとらえられる。

れなくなってしまう時期がくるのです。そして芯の部分が死んでしまっている**骨頭の支持力の限度を超えたとき、ビルが倒壊するようにグシャッと潰れてしまうのです！**

2症例をご覧ください。

ほとんど歩けなくなって脚を引きずりながら来院された方です（**写真7**）。

もう一人はとても歩けず車いすで来院されました（**写真8**）。これは骨折を起こしたのとほぼ同じ状況なので、耐えがたい痛みを誘発することが多いので

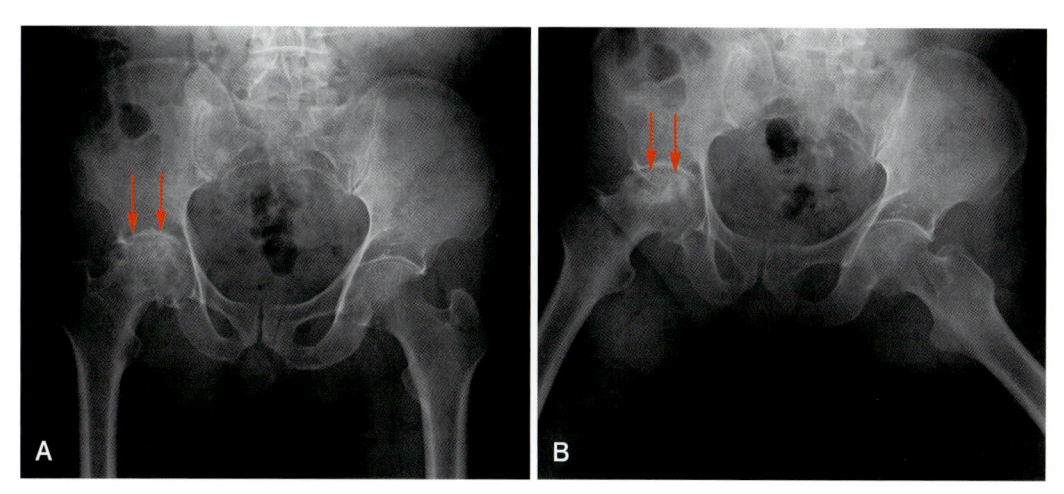

写真7 特発性大腿骨頭壊死症のレントゲン写真
骨頭は圧潰(あっかい)し球形が失われている。

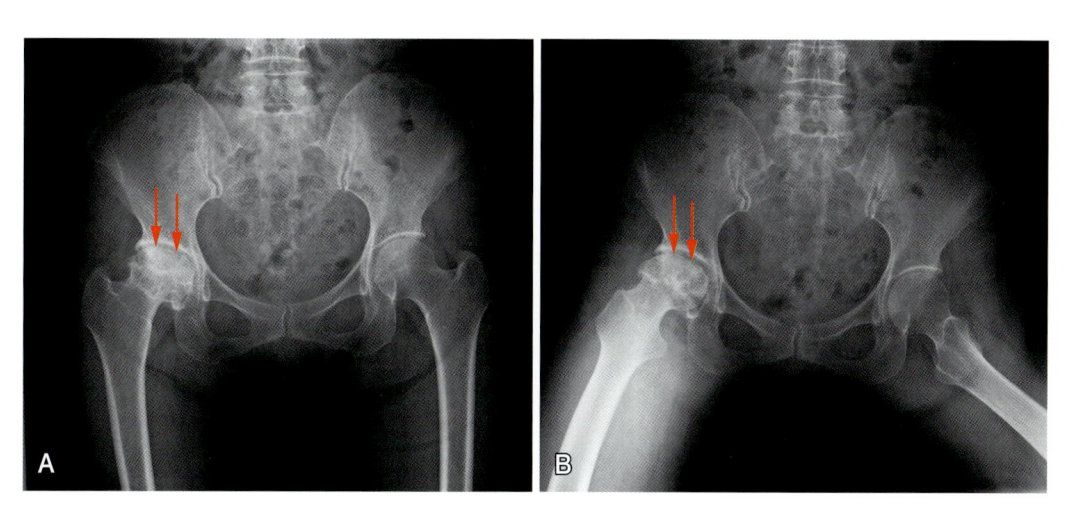

写真8 特発性大腿骨頭壊死症のレントゲン写真
骨頭は圧潰し扁平化している。

す。急に炎症がひどくなって関節の中に大量の水がたまる状態も引き起こされます。これらが重なって激烈な症状を生み出します！

　前述の急速破壊型股関節症に経過や症状は非常によく似ています。実際に人工股関節全置換手術を受けられた方の骨頭です（写真9）。

　どこがどうなっているのかを解説するのは難しいのですが、要は骨頭の中が死んでしまったために、体重の何倍もの力がかかる股関節への負担を支え切れずに骨頭内の骨の部分がグシャッと潰れて表面の軟骨もろとも、折り重なるように倒壊した姿です（写真9A）。

　軟骨組織のすぐ下の骨は死んでいてグシャグシャに潰れていますから、ピンセットでも容易に軟骨を骨から引き剥がすことができます（写真9B）。

　普通は軟骨の層を骨から引き剥がすなど到底できる業ではありません！　それほどまでに酷く骨が傷んでしまっているのです。もちろん、この病気になった方全員の大腿骨頭が潰れてしまうわけではありません。**大丈夫な方々もおられます**。それは死んでしまった場所が**負荷のかかる部位から離れている場合**や、**壊死の大きさが小さい場合**に限られるのです。

　先ほど紹介した「関連痛」を訴える方々が多いのも、この病気の特徴です。急に潰れて炎症が起こり、水がたまるため股関節が腫れてきます。すると股関節を保護してくれている「関節包」が膨張してすぐ近く（前）を走っている大腿神経を刺激するのです。

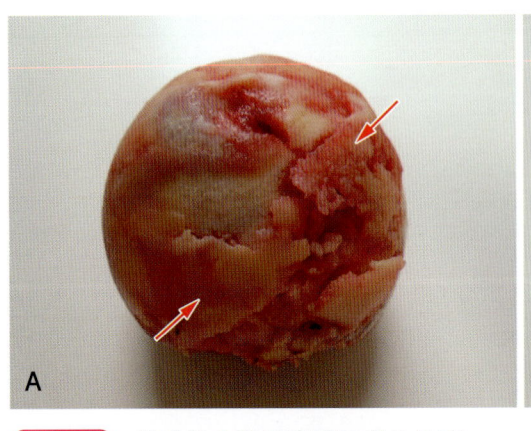

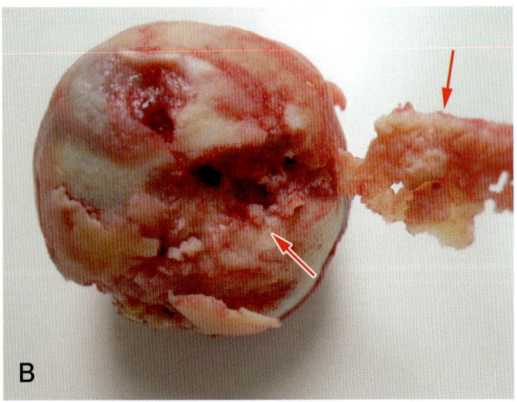

写真9　特発性大腿骨頭壊死症の骨頭
A：表面の軟骨もろとも中の骨が潰れている。
B：軟骨下の骨が潰れているので、軟骨をピンセットで剥がすことができる。

この場合、痛みは**太ももの前～膝あたりにかけての嫌な痛み**になってあらわれます！ 股関節外科医でなければ見過ごされてしまうこともしばしばで、膝付近のレントゲンばかり撮影して「異常はありません」と放置されている例も少なからずみかけます。**股関節付近の痛みはほとんどなくて太ももや膝あたりが痛む**といわれる方が、相当数おられるので要注意なのです。

　大腿骨頭壊死症の場合、いったん骨頭が死んでしまうと壊死に陥った部分の大きさはその後もほとんど変わりませんので、専門医であれば「このままでも潰れずに助かる可能性が高いですよ！」「あなたの場合は死んでいる場所や大きさがひどく悪いので、将来的に潰れる可能性が十分にあります。慎重に経過を観察しましょうね」などの適切なアドバイスを個別に与えて差し上げることが可能です。手足の血行が途絶えて腐っていく**「壊疽」という疾患とはまったく違います**ので、怖がらずにぜひ、専門医を受診してくださるようにお願いいたします。

Q 関節リウマチ

　古くから全身のいろいろな関節を傷める病気として知られています。中高年の女性に多いのですが、男性にも発症します。自分で自分の身体を攻撃してしまう自己免疫疾患の一つで、治療にはこの免疫反応を抑制・制御するような薬物が使用されます。関節に炎症が起こり関節を破壊していくのですが、筋肉も痩せていく場合が多いので注意が必要です。

　「手の指や手首（手関節）が腫れて痛む！」あるいは「朝に手がこわばって動かしにくい！」などの症状で始まることが多い病気です。股関節や膝関節のような大きい関節が侵される場合もあるのであなどれません。

　近年は関節リウマチによく効く薬がいろいろと開発されていますので、手術にまでは至らず保存（薬物）療法で症状が落ち着いておられる方々も増えてきました。けれども、股関節がひどく破壊されると人工股関節置換手術が必要になります（写真10）。

　この際に重要な点があります。まずリウマチ治療の基本として免疫が抑制されている状態になっておられる場合が多いので、**術後の「感染症」に注意**が必要です。また筋力も低下している場合が多いので、**「転倒→骨折」**や**「脱臼」**

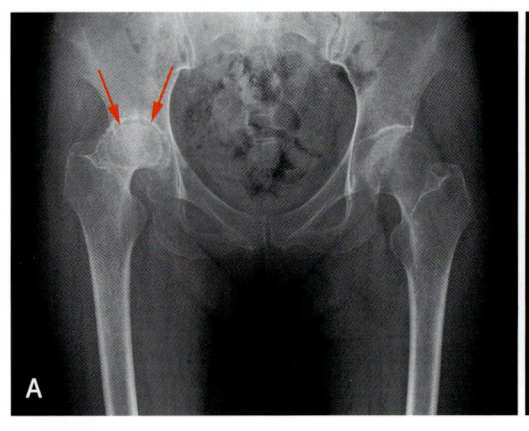

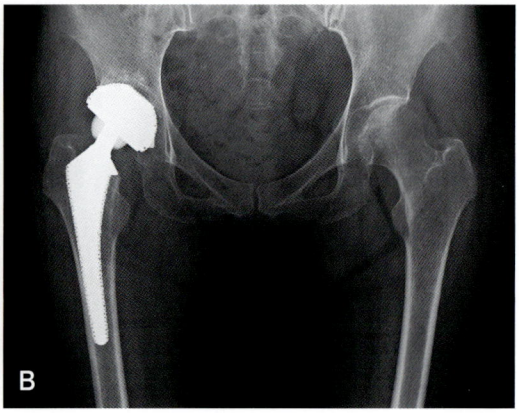

写真10 関節リウマチのレントゲン写真
A：関節リウマチで破壊された股関節。B：人工股関節全置換手術施行後。

にも十分に気をつける必要があります。さらに前述のように、ほかの多くの関節にも痛みや変形を生じている場合がかなり多いので、バランスよく立ったり歩いたりすることが困難な方々もおられます。その際には各種自助具、装具などの助けを要します。

D 一過性大腿骨頭萎縮症

　これは**非常に珍しい病気**なのですが、やはり**股関節に強い痛み**が出て歩行が困難になります。**中年の男性に多い**といわれますが、もちろん女性にも発症します。長年にわたり多くの患者さんを診ている私も、実際にこの疾患であると確定診断した症例はおそらく10例前後だと思います。それほどまれな病気ではあります。

　どういう病気かと言いますと、読んで字のごとく「一時的に」大腿骨頭の内部の「骨（骨梁）が痩せて」部分的な「骨粗鬆症」のような状態になってしまうのです。**現在まで詳しい原因はわかっていません。**

　けれども股関節が急に痛くなって、しかもかなり強い痛みで、まともに歩けないとなると…、当然ですが、働き盛りの世代の方々は非常に心配になるわけです。経験の豊富な股関節外科医は、レントゲンだけですぐに診断できるのですが**確実な補助診断はMRI撮影**です。大腿骨頭内の骨髄に特徴的な浮腫像を確認できれば完璧です！

さてこの疾患の特徴は、確実にこの病気であると診断がつけば、必ず**自然治癒する病気**であるという事実です。特別な薬もいりませんし、ましてや手術などはまったく不要です。2～3カ月以内に疼痛は大きく軽減し、6カ月くらいで元に戻ります。ただし、疼痛の強い初期にはあまり無理はできないというのが実際のところです。レントゲンやMRIのような画像で確認しないかぎり、症状だけではほかの股関節疾患との区別はつきませんので、その点を十分にご理解ください。

　実際の症例をご覧ください。

　レントゲンで骨の密度に差がある（骨が萎縮(いしゅく)してミネラル成分が失われると全体に暗い股関節の画像になるのですが、意識してみないと難しい場合も多いのです）のがおわかりいただけますか？　微妙な差ですから、わからなくても当然です（写真11）。

　特に誘因なく股関節がひどく痛くて歩けないほどになった中年の方です。MRIではT1画像で黒く（写真12A）、T2画像で白く（写真12B）強調されるように骨髄の中に浮腫、炎症が起こっています。丸い骨頭をマフラーのように取り囲むような白い部分は股関節の中に大量の関節液（水）が充満してい

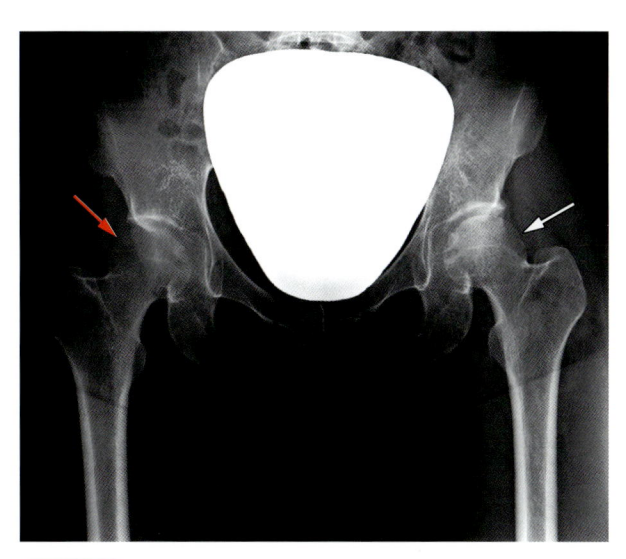

写真11　一過性大腿骨頭萎縮症のレントゲン写真

萎縮側は全体的に暗く、ミネラルを失った骨萎縮の像を呈する（→）。
正常側は、白い骨梁が多くありミネラルがたっぷりである（⇒）。

第Ⅱ章　上級編　股関節の代表的な疾患

写真12 一過性大腿骨頭萎縮症のMRI像

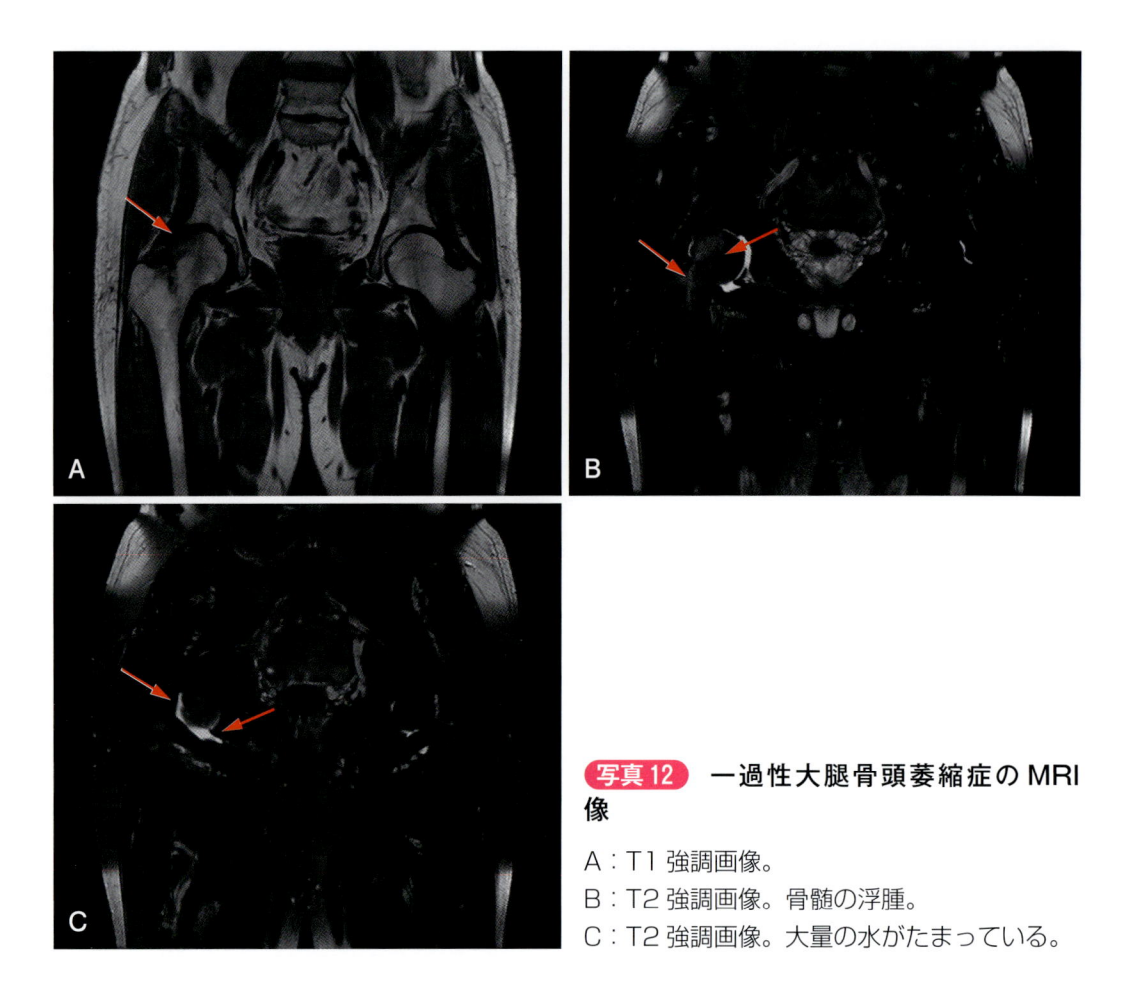

A：T1強調画像。
B：T2強調画像。骨髄の浮腫。
C：T2強調画像。大量の水がたまっている。

ることをあらわします（写真12C）。この方は非常に痛がっておられましたが、約3カ月で嘘のように痛みが引いて普通の生活に戻られました。

このように自然に治る不思議な股関節の病気も存在します。

E 大腿骨頸部骨折

高齢の方々に多く発症しほとんどの場合に手術を要します。転倒、転落・交通事故などが主な原因ですが、最近は明らかな誘因もなく発症する「脆弱性骨折」も増えているので要注意です。まずオーソドックス（典型的）な「大腿骨頸部骨折」について説明します。

大腿骨頸部の部分がポッキリと折れている状態です。痛みが強くて、普通は動けずに救急車のお世話になるわけです。大抵は折れるだけでなく、折れた部

分がズレてしまうので骨折部をつなぐ骨接合術（特殊なネジやプレートなどを使用します）を施行しても後に外傷性大腿骨頭壊死症（p74 参照）を生じるので、多くの場合人工股関節置換手術が施行されます。

　大腿骨頭部骨折でも「**嵌入**（かんにゅう）」骨折とよばれる型では**骨折した部分が咬み込んだような状態になるので比較的疼痛が軽く、少し引きずったような姿にはなりますが歩ける場合**もあります。

　この型のほうがむしろ厄介で、ご本人が打撲だけだと早合点してしまい、すぐに普段の生活に戻すと、限界を超えたとたんにズレてしまい歩けなくなります。

　似たような経過を示すのが「**脆弱性骨折**」です。これは「転んだ」「尻餅をついた」「階段から落ちた」などの明らかな**外傷のエピソードがないのに発症**します。例えば「ベッドから立ち上がろうとして」など日常の何気ない動作に伴って急に股関節痛を生じ、歩行困難になります。本人にすれば「一体、自分の股関節はどうなってしまったの？」とキツネにつままれたような気分になるのです。

　この型の場合、単純レントゲンでは明らかな骨折像を示しません。ですので、MRIにより確定診断をつける必要があります。これができるのはベテランの整形外科医、股関節外科医です。先ほどの「**嵌入**」骨折とこの「**脆弱性骨折**」**は専門医以外では往々にして見落とされがちな骨折**ですので、医師に「大丈夫」と言われても、股関節の疼痛が引かなければ必ず専門医を受診されることをお勧めします。

　最後にご紹介する方も、近医で「骨折はない！」と診断されたものの、「1カ月も経つのにいつまでも痛みが楽になりません！」と息子さんに付き添われて来院されました。レントゲンを撮ってみると「嵌入」骨折であったことがわかります（写真13A）。ただし、レントゲンでの正確な診断は股関節専門医でないと困難かもしれません。食い込んだような骨折のために骨頭〜頸部へかけての長さが短くなるのです。白色の矢印で示した正常の長さに比べて、赤色で示した長さは短縮しています（写真13A）。すぐに松葉杖を貸し出して、体重をかけず（免荷（めんか））にできるかぎり無理をしない生活を指示し経過を観察しました。6カ月後には骨折部で圧縮が起こりさらに短くなりました（写真13B）。骨折後1カ月で1cmの短縮、骨折後6カ月ではさらに1cm短縮し

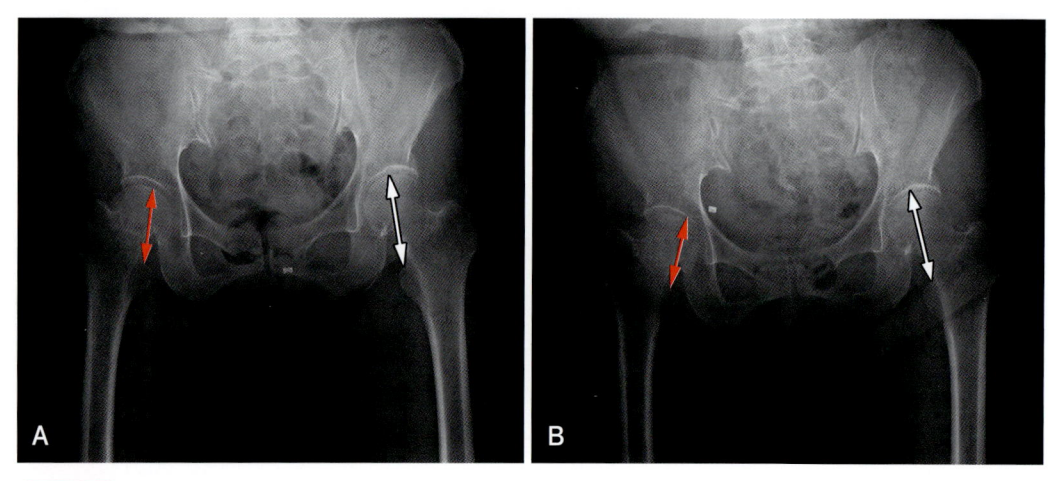

写真13 嵌入骨折のレントゲン写真

A：骨頭〜頸部にかけて（ →　）が短縮している。⇒は正常。
B：6カ月後。骨折部で圧縮が起こりさらに1cm短縮した。

結局2cmの短縮を生じました。幸い6カ月程度で骨折部は治って痛みも楽になりましたが、その後の精密検査で外傷性大腿骨頭壊死が判明したため、将来的には手術を要する可能性が十分にあると説明しています。

あとがき

　増原クリニックを開院して以来6年が経過しようとしています。

　数年前から「いつの日か、一般の方々にも興味深く読んでいただけるような股関節に関する書物を書いてみよう」という思いが強くなり、皆さんのご要望にも後押しされてようやく本書を書き上げることができました。私の提案をご快諾くださいました出版社三輪書店、とりわけ小林美智氏には超短期間に本書を完成いただきましたこと、改めまして厚く御礼申し上げます。

　自分自身の身体に大きな不自由を感じず、この年齢まで股関節外科医として元気に活動できましたことは頑健な体格でもない私にとって無上の喜びであります。

　整形外科の先達としても多くのことを学んだ亡父と他人への慈しみの心を自然に植えつけてくれた母親には「感謝」の言葉だけでは言い尽くせない敬愛の念を抱きます。私などにはもったいない最高の両親です。母親には長生きをして余生を楽しんでもらいたいと心より願っています。

　私はわずか5例でしたが、父親の手術に助手として立ち会う機会を得ました。肩・股・膝・足首など、どの手術においても展開から整復・固定などに至るまで、いとも鮮やかな「手術の達人」ぶりがいまでも走馬灯のように脳裏を駆け巡ります。どんな場面でも、まるで自らの手際のよさを楽しんでいるかのように飄々と手術を進めていく父親の姿は、私の生涯を通じて理想の手術像として深く心に刻まれることでしょう。

　学問の観点からは父親以外にも、お二人の父親代わりともいえる大先生に多大な影響を受けました。神戸高校の大先輩にも当たります大阪大学名誉教授の小野啓郎先生と留学時代の恩師クラーク・アンダーソン教授です。お二人の共

通項はいくつになられてもまったく衰えることのない飽くなき探求心・好奇心であります。常に真摯な態度で学問に向き合われるお姿は若輩者の私を鼓舞し、少しでもご期待に添えるような仕事をしていきたいと勇気づけてくださいます。今後ともますますお元気でご活躍くださいますよう祈念しております。

　手術・看護・リハビリが三位一体となり、落ち着いた和める雰囲気の中で人工股関節医療の理想像を追い求めてみたいと思い「増原クリニック」を開設いたしました。
　不慣れな私を開院以来変わることなく支え続けてくれる看護部・リハビリ部・事務のスタッフ一同には感謝の気持ちで一杯です。実際、本書は「増原クリニック」のスタッフ全員の協力なしには完成することはなかったであろうと思います。
　20年来の盟友、中川法一副院長にはリハビリテーションの充実に奔走していただきました。彼と私の念願が叶ってようやく、日曜日も含めて1年365日体制で入院患者さん方に充実したリハビリを味わっていただけるようになりそうです。
　本書の作成に当たりQ&Aやその他の平易な表現などについて数多くの貴重な助言をいただいた池田美千子看護師に誌上を借りまして深謝いたします。一般の方々の視点について再認識できたことは大きな財産になると思います。また、各種画像の作成・処理や三輪書店編集室との緊密な情報交換に多大な労を惜しみなく費やしてくれた倉舗佳久事務長にはありきたりですが、感謝の言葉しか浮かびません。改めて厚く御礼申し上げます。
　最後になりましたが、本書が「股関節のことをもっと知りたい、学びたい！」と望まれる方々の福音となりますよう、切に願っております。

2014年8月23日

増原クリニック　院長　増原建作

索 引

あ行

脚の短縮・・・・・・・・・・・・・・・・・・・・・・・ 15, 25
アルコール関連性・・・・・・・・・・・・・・・・・・ 74
一次性股関節症・・・・・・・・・・・・・・・・・・・ 70
一過性大腿骨頭萎縮症・・・・・・・・・・・・・ 80
異物反応・・・・・・・・・・・・・・・・・・・・・・・・・ 38
インナー・マッスル・・・・・・・・・・・・・・・・ 64
インプラント・・・・・・・・・・・・・・・・・・・・・ 48
運動の中心・・・・・・・・・・・・・・・・・・・・・・・ 57
運動療法・・・・・・・・・・・・・・・・・・・・ 52, 63
壊疽・・・・・・・・・・・・・・・・・・・・・・・・・ 21, 79
炎症反応・・・・・・・・・・・・・・・・・・・・・・・・・ 38

か行

外転位歩行・・・・・・・・・・・・・・・・・・・・・・・ 53
外転拘縮・・・・・・・・・・・・・・・・・・・・・・・・・ 53
海綿骨・・・・・・・・・・・・・・・・・・・・・・・・・・・ 57
片脚起立・・・・・・・・・・・・・・・・・・・・・・・・・ 47
滑液・・・・・・・・・・・・・・・・・・・・・・・・・・・・・ 62
合併症・・・・・・・・・・・・・・・・・・・・・・・・・・・ 28
滑膜・・・・・・・・・・・・・・・・・・・・・・・・・・・・・ 62
カルシウム・・・・・・・・・・・・・・・・・・・・・・・ 58
寛骨臼・・・・・・・・・・・・・・・・・・・・・・・・・・・ 59
寛骨臼回転骨切り術・・・・・・・・・・・・・・・ 22
関節液・・・・・・・・・・・・・・・・・・・・・・・・ 6, 62
関節可動域・・・・・・・・・・・・・・・・・・・・・・・ 15
関節唇・・・・・・・・・・・・・・・・・・・・・・・・・・・ 65
関節注射・・・・・・・・・・・・・・・・・・・・・・・・・ 20
関節包・・・・・・・・・・・・・・・・・・・・・・・・ 17, 64
関節リウマチ・・・・・・・・・・・・・・・・・・・・・ 79
関節裂隙・・・・・・・・・・・・・・・・・・・・ 4, 23, 68

感染症・・・・・・・・・・・・・・・・・・・・・・・・・・・ 28
嵌入骨折・・・・・・・・・・・・・・・・・・・・・・・・・ 83
関連痛・・・・・・・・・・・・・・・・・・・・・・・ 11, 73
キアリ骨盤骨切り術・・・・・・・・・・・・・・・ 22
臼蓋・・・・・・・・・・・・・・・・・・・・・・・・・ 18, 59
臼蓋形成不全・・・・・・・・・・・・・・・・・・・・・ 50
球関節・・・・・・・・・・・・・・・・・・・・・・・・・・・ 65
急速破壊型股関節症・・・・・・・・・・・・・・・ 70
強直・・・・・・・・・・・・・・・・・・・・・・・・・・・・・ 17
筋肉・・・・・・・・・・・・・・・・・・・・・・・・・・・・・ 63
筋力増強訓練・・・・・・・・・・・・・・・・・・・・・ 11
グルコサミン・・・・・・・・・・・・・・・・・・・・・ 20
血管損傷・・・・・・・・・・・・・・・・・・・・・・・・・ 25
血行不全・・・・・・・・・・・・・・・・・・・・・・・・・ 25
原因遺伝子・・・・・・・・・・・・・・・・・・・・・・・ 50
原発性股関節症・・・・・・・・・・・・・・・・・・・ 70
腱板・・・・・・・・・・・・・・・・・・・・・・・・・・・・・ 64
硬化像・・・・・・・・・・・・・・・・・・・・・・・・・・・ 18
拘縮・・・・・・・・・・・・・・・・・・・・・・・・・・・・・ 17
交代浴・・・・・・・・・・・・・・・・・・・・・・・・・・・ 52
硬膜外麻酔・・・・・・・・・・・・・・・・・・・・・・・ 29
高齢・・・・・・・・・・・・・・・・・・・・・・・・・・・・・ 44
股関節リハビリテーション・・・・・・・・・ 71
骨改変・・・・・・・・・・・・・・・・・・・・・・・・・・・ 58
骨棘・・・・・・・・・・・・・・・・・・・・・・・・・・・・・ 6
骨髄・・・・・・・・・・・・・・・・・・・・・・・・・・・・・ 57
骨接合術・・・・・・・・・・・・・・・・・・・・・・・・・ 83
骨粗鬆症・・・・・・・・・・・・・・・・・・・・・・・・・ 59
骨盤の骨・・・・・・・・・・・・・・・・・・・・・・・・・ 56
骨皮質・・・・・・・・・・・・・・・・・・・・・・・・・・・ 57
骨梁・・・・・・・・・・・・・・・・・・・・・・・・・・・・・ 57
コバルト・クロム・・・・・・・・・・・・・・・・・ 33
コンドロイチン・・・・・・・・・・・・・・・・・・・ 20

さ行

再置換手術・・・・・・・・・・・・・・・・・・・・・ 33
最小侵襲手術・・・・・・・・・・・・・・・ 25, 48
自己血貯血・・・・・・・・・・・・・・・・・・・・・ 30
自己免疫疾患・・・・・・・・・・・・・・・・・・ 79
支持性・・・・・・・・・・・・・・・・・・・・・・・・・ 57
膝痛・・・・・・・・・・・・・・・・・・・・・・ 15, 51
修復組織・・・・・・・・・・・・・・・・・・・・・・ 76
修復能力・・・・・・・・・・・・・・・・・・・・・・ 62
術後自己血回収術・・・・・・・・・・・・・・ 31
循環不全・・・・・・・・・・・・・・・・・・・・・・ 25
消炎鎮痛剤・・・・・・・・・・・・・・・・・・・・ 12
硝子軟骨・・・・・・・・・・・・・・・・・・・・・・ 59
初期股関節症・・・・・・・・・・・・・・ 10, 68
食事療法・・・・・・・・・・・・・・・・・・・・・・ 52
神経麻痺・・・・・・・・・・・・・・・・・・・・・・ 25
進行期股関節症・・・・・・・・・・・・ 11, 68
人工股関節・・・・・・・・・・・・・・・・ 31, 48
人工股関節置換手術・・・・・・・・・・・・ 21
人工股関節手術の侵入法・・・・・・・・ 44
人工股関節全置換手術・・・・・・・・・・ 31
人工骨頭・・・・・・・・・・・・・・・・・・・・・・ 53
靱帯・・・・・・・・・・・・・・・・・・・・・・・・・・ 63
身体の支持・・・・・・・・・・・・・・・・・・・・ 59
新陳代謝・・・・・・・・・・・・・・・・・・・・・・ 56
真皮縫合・・・・・・・・・・・・・・・・・・・・・・ 49
深部位置感覚・・・・・・・・・・・・・・・・・・ 64
ステム・・・・・・・・・・・・・・・・・・・・・・・・ 33
ステロイド関連性・・・・・・・・・・・・・・ 74
ストレッチ・・・・・・・・・・・・・・・・・・・・ 11
生活習慣病・・・・・・・・・・・・・・・・・・・・ 50
脆弱性骨折・・・・・・・・・・・・・・・・・・・・ 82
セメントレス人工股関節・・・・・・・・ 31
セラピスト・・・・・・・・・・・・・・・・ 11, 26
セラミックス・・・・・・・・・・・・・・・・・・ 33
線維軟骨・・・・・・・・・・・・・・・・・・・・・・ 62
全荷重・・・・・・・・・・・・・・・・・・・・・・・・ 32
前期股関節症・・・・・・・・・・・・・・・・・・ 68
全身麻酔・・・・・・・・・・・・・・・・・・・・・・ 29
専門医・・・・・・・・・・・・・・・・・・・・ 36, 83
臓器の保護・・・・・・・・・・・・・・・・・・・・ 59
造血組織・・・・・・・・・・・・・・・・・・・・・・ 58
続発性股関節症・・・・・・・・・・・・・・・・ 69
ソケット・・・・・・・・・・・・・・・・・・・・・・ 33

た行

帯状硬化像・・・・・・・・・・・・・・・・・・・・ 76
大腿骨外反骨切り術・・・・・・・・・・・・ 22
大腿骨頸部骨折・・・・・・・・・・・・ 51, 82
大腿骨頭・・・・・・・・・・・・・・・・・・ 18, 59
大腿骨頭壊死・・・・・・・・・・・・・・・・・・ 21
大腿骨頭回転骨切り手術・・・・・・・・ 21
大腿骨内反骨切り術・・・・・・・・・・・・ 22
大腿神経・・・・・・・・・・・・・・・・・・・・・・ 74
大臀筋・・・・・・・・・・・・・・・・・・・・・・・・ 64
多因子遺伝病・・・・・・・・・・・・・・・・・・ 50
脱臼・・・・・・・・・・・・・・・・・・・・・・・・・・ 28
チタン・・・・・・・・・・・・・・・・・・・・・・・・ 33
遅発性感染・・・・・・・・・・・・・・・・・・・・ 43
中臀筋・・・・・・・・・・・・・・・・・・・・・・・・ 64
定期検診・・・・・・・・・・・・・・・・・・ 35, 36
梃子の原理・・・・・・・・・・・・・・・・・・・・ 66
頭蓋骨・・・・・・・・・・・・・・・・・・・・・・・・ 56
動作困難・・・・・・・・・・・・・・・・・・・・・・ 51

糖尿病 ･････････････････････ 28, 44
特発性大腿骨頭壊死症 ･･････････ 74

な行

軟骨 ･･････････････････････････ 59
二次性股関節症 ･･･････････････ 69
入院期間 ･････････････････････ 32
入浴療法 ･････････････････････ 52
囊腫 ･････････････････････････ 18

は行

跛行 ･････････････････････････ 46
半月板 ･･･････････････････････ 65
反復脱臼 ･････････････････････ 49
ヒアルロン酸 ･････････････････ 20
肥満 ･････････････････････････ 44
肥満指数 ･････････････････････ 71
負荷 ･････････････････････････ 65
複数回手術 ･･･････････････････ 44
浮腫像 ･･･････････････････････ 80
ヘッド ･･･････････････････････ 33
ボール＆ソケット関節 ･･････････ 65
保護 ･････････････････････････ 56
補高 ･････････････････････････ 47
ポリエチレン ･････････････････ 34

ま行

摩擦係数 ･････････････････････ 65

末期股関節症 ･･････････････ 13, 69
摩耗 ･････････････････････････ 36
ミネラルの貯蔵庫 ･････････････ 59
免荷 ･････････････････････････ 83
モビライゼーション ･･･････････ 11

や行

薬物療法 ･････････････････････ 63
緩み ･････････････････････････ 36
腰椎麻酔 ･････････････････････ 30
腰痛 ･･･････････････････････ 15, 51

ら行

ライナー ･････････････････････ 33
理学療法士 ･･･････････････････ 11
リハビリ ･･･････････････････ 32, 46
両側同時手術 ･････････････････ 28
リン ･････････････････････････ 58
肋骨 ･････････････････････････ 56

欧文

ATP ･････････････････････････ 59
BMI ･････････････････････････ 71
FAI ･････････････････････････ 62
MIS ･･･････････････････････ 25, 48
MRI ･････････････････････････ 75
RAO ･････････････････････････ 22

著者プロフィール

1954年　兵庫県神戸市に生まれる
　　　　芦屋市立山手小学校・神戸市立本山中学校・兵庫県立神戸高等学校卒業
1975年　大阪大学医学部入学
1981年　大阪大学医学部卒業
1988年　大阪大学医学部大学院博士課程修了
（1985～1986年：米国カンザス大学留学）
大阪大学整形外科講師・大阪厚生年金病院整形外科部長を歴任後、2008年より増原クリニックを開設し院長に就任

資格：日本整形外科学会専門医・日本リハビリテーション医学会専門医など

学術：論文・学会発表については「増原クリニック」ホームページをご参照ください

趣味：美術・音楽・ワイン・サラブレッド鑑賞、将棋（アマチュア5段）、スポーツ（ゴルフなど）、スポーツ観戦（NCAAバスケットボールなど）

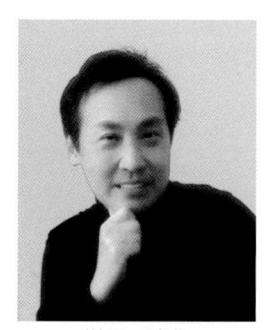

増原　建作
（ますはら けんさく）

「股関節～僕に任せて！」
股関節についてもっと詳しく知りたいと願う方々へ

発　行	2014年10月20日　第1版第1刷 ©
著　者	増原建作
発行者	青山　智
発行所	株式会社　三輪書店
	〒113-0033　東京都文京区本郷6-17-9　本郷網ビル
	☎ 03-3816-7796　FAX 03-3816-7756
	http://www.miwapubl.com/
印刷所	シナノ印刷株式会社
制　作	有限会社エイド出版
装　丁	株式会社アーリーバード
イラスト	佐藤加奈子

本書の内容の無断複写・複製・転載は、著作権・出版権の侵害となることがありますのでご注意ください．

ISBN978-4-89590-490-2 C3047

JCOPY ＜(社)出版者著作権管理機構　委託出版物＞
本書の無断複写は著作権法上での例外を除き禁じられています．複写される場合は，そのつど事前に，(社)出版者著作権管理機構（電話 03-3513-6969, FAX 03-3513-6979, e-mail：info@jcopy.or.jp）の許諾を得てください．